Maladies infectieuses

Chez le même éditeur

Dans la collection des mémos infirmiers

Cancérologie – hématologie, par J. ALEXANDRE. 2008, 224 pages.
Cardiologie, par L. SABBAH. 2007, 192 pages.
Dermatologie, par A. SORIA. 2009, 136 pages.
Endocrinologie, par V. MINK. 2007, 192 pages.
Gastro-entérologie, par A. BALIAN. 2008, 192 pages.
Gériatrie, par G. GRIDEL. 2008, 120 pages.
Gynécologie – obstétrique, par F. LAMAZOU et S. SALAMA. 2007, 192 pages.
Maladies infectieuses, par D. SKURNIK. 2008, 128 pages.
Neurologie, par K. KINUGAWA, E. ROZE. 2008, 208 pages.
ORL – Ophtalmologie, par D. SIMON, L. BENSOUSSAN. 2008, 160 pages.
Pédiatrie – pédopsychiatrie, par I. LIM et M. SCHIFF. 2007, 144 pages.
Pneumologie, par B. PLANQUETTE. 2007, 160 pages.
Psychiatrie, par I. LIM. 2007, 144 pages.
Rhumatologie – orthopédie, par M.-A. ROUSSEAU. 2007, 208 pages.
Urgences – réanimation, par A. CHAÏB. 2007, 192 pages.
Urologie – néphrologie, par M. ROUPRET. 2008, 176 pages.

mémo INFIRMIER

Maladies infectieuses

David Skurnik
Médecin microbiologiste, ancien chef de clinique
hôpital Bichat, Paris

Collection dirigée par Laurent Sabbah

NON SOLUS
ELSEVIER
MASSON

62, rue Camille-Desmoulins, 92442 Issy-les-Moulineaux cedex
www.elsevier.fr et www.masson.fr

ISBN : 978-2-294-08048-7

Table des matières

3 Examens complémentaires

4 Médicaments

PARTIE

Santé publique

Maladies à déclaration obligatoire en France

Liste exhaustive

- Botulisme
- Brucellose
- Chikungunya
- Choléra
- Dengue
- Diphtérie
- Fièvres hémorragiques africaines
- Fièvre jaune
- Fièvre typhoïde et fièvres paratyphoïdes
- Infection aiguë symptomatique par les virus des hépatites A et B
- Infection par le virus de l'immunodéficience humaine (VIH)
- Légionellose
- Listériose
- Maladie du charbon
- Méningite cérébro-spinale à méningocoques et méningococcémies
- Orthopoxviroses dont la variole
- Paludisme autochtone (à proximité des aéroports)
- Paludisme d'importation
- Peste
- Poliomyélite antérieure aiguë
- Rage
- Rougeole
- Suspicion de maladie de Creutzfeldt-Jakob et autres encéphalopathies subaiguës spongiformes transmissibles humaines (ESST)
- Tétanos
- Toxi-infections alimentaires collectives (TIAC)
- Tuberculose
- Tularémie
- Typhus exanthémique

Liste triée

Maladies à prévention vaccinale

- Tétanos
- Diphtérie
- Poliomyélite
- Fièvres typhoïdes et paratyphoïdes

Affections respiratoires, méningites

- Cas de tuberculose déclarés
- Légionelloses
- Infections à méningocoque

Sida

Maladies d'origine alimentaire, zoonose

- Toxi-infections alimentaires collectives
- Botulisme
- Brucellose humaine

Maladies justifiant des mesures internationales

- Choléra
- Peste
- Fièvre jaune
- Fièvres hémorragiques africaines
- Typhus exanthématique
- Variole
- Rage

Maladie vectorielle

Paludisme

Calendrier vaccinal en France (2007)

Âge	Vaccin	Valence
2 mois	Hexavalent	Diphtérie, tétanos, coqueluche, polio, *Hæmophilus influenzæ* b, hépatite B
3 mois	Pentavalent	Diphtérie, tétanos, coqueluche, polio, *Hæmophilus influenzæ* b
4 mois	Hexavalent	Diphtérie, tétanos, coqueluche, polio, *Hæmophilus influenzæ* b, hépatite B
16 à 18 mois	Hexavalent	Diphtérie, tétanos, coqueluche, polio, *Hæmophilus influenzæ* b, hépatite B

À noter : pour les nourrissons à risque, il pourra également être proposé une vaccination protégeant contre les formes graves de tuberculoses par le BCG.

Accidents exposant au sang

Définition

Un Accident exposant au sang (AES) est défini comme tout contact avec du sang ou un liquide biologique contenant du sang et comportant soit une effraction cutanée (piqûre ou coupure), soit une projection sur une muqueuse (œil, bouche) ou sur une peau lésée.

Le risque de transmission d'agents infectieux lors d'un AES concerne l'ensemble des germes véhiculés par le sang ou les liquides biologiques (bactéries, virus, parasites et champignons).

En pratique, on redoute surtout le VHB, le VHC et le VIH, en France, du fait de leur prévalence, de l'existence d'une virémie chronique et de la gravité de l'infection engendrée.

Facteurs de risque de contamination

En pratique de soins, il n'y a de risque de contamination par ces virus qu'en cas d'AES, le risque individuel varie en fonction de la gravité de l'AES, et notamment de l'importance de l'inoculum viral. En pratique, les accidents les plus graves sont ceux où :

- la blessure est profonde;
- la virémie du patient source est élevée;
- l'aiguille est utilisée pour un geste intraveineux ou intra-artériel;
- l'aiguille est visiblement souillée;
- l'aiguille est de gros calibre.

Les accidents causés par une tierce personne peuvent également être graves, car le mouvement de retrait de l'objet vulnérant est moins immédiat.

Prévention

Extrait de la circulaire DGS/DH n° 98 du 20 avril 1998 : «[…] Le chef d'établissement en concertation avec le CLIN, le médecin du Travail et le CHSCT doit définir une stratégie de prévention. Cette stratégie intégrée dans une démarche d'amélioration des conditions de travail doit tenir compte de l'impact des mesures préconisées sur la sécurité des patients et repose sur :

1. la vaccination du personnel soignant,
2. le respect des précautions générales d'hygiène […],
3. l'utilisation rationnelle d'un matériel adapté,
4. la prévention de l'exposition dans les blocs opératoires,
5. la mise en place d'un dispositif de prise en charge des AES,

6. l'interprétation des données de la surveillance des AES,
7. l'information et la formation du personnel,
8. l'évaluation des actions entreprises. […] »

Conduite à tenir en cas d'AES

La conduite à tenir après AES doit être connue de tous. Elle a été rappelée dans une circulaire du ministère de la Santé visant à mettre en place un dispositif permanent garantissant la possibilité d'un accès à une prophylaxie contre le VIH dans un délai court quel que soit le lieu et le mode d'exercice – public, privé ou libéral – de la personne victime d'une exposition importante à du sang potentiellement contaminant.

En pratique :

- nettoyer et désinfecter immédiatement ;
- prendre rapidement un avis médical ;
- obtenir rapidement le statut du patient source ;
- déclarer l'accident ;
- mettre en route un suivi si nécessaire.

PARTIE

Pathologies

1. Infection par le VIH (Virus d'immunodéficience humaine)

Généralités

Les deux principaux agents responsables sont les virus VIH1 (découvert en 1983) et VIH2 (découvert en 1985). Il s'agit de virus à ARN de la famille des rétrovirus. Très schématiquement, le virus pénètre les cellules de l'organisme qui présente le CD4, notamment les lymphocytes T et les monocytes-macrophages. Puis, le virus s'y multiplie, et finit par provoquer la destruction de la cellule, entraînant une baisse de l'immunité et libérant de nouveaux virus. Cette baisse de l'immunité est renforcée par le fait que les lymphocytes T-CD4 et les macrophages, une fois infectés, sont modifiés et sont donc également détruits en tant « qu'agents étrangers » par les défenses de l'organisme.

Il existe trois modes de contamination :

- sexuelle,
- sanguine,
- materno-fœtale.

Un patient infecté va, plus ou moins vite, évoluer vers une issue fatale, rendant indispensable toutes les techniques prévenant l'infection, comme les méthodes contraceptives à type de préservatifs, et le dépistage obligatoire des dons de sang, effectif depuis août 1985.

Depuis la seconde moitié des années 1990, la mise en place de traitements combinant plusieurs classes d'antirétroviraux a considérablement fait chuter la mortalité de la maladie, mais uniquement dans les pays développés.

Plus de 70 millions de personnes sont mortes du sida (Syndrome d'immunodéficience acquise, la forme clinique grave de l'infection à VIH) depuis le début de l'épidémie.

Clinique

La primo-infection

Elle survient dans les 6 à 8 semaines suivant la contamination. Elle n'est symptomatique que dans 50 % des cas, évoquant alors souvent un syndrome grippal. Cependant, plusieurs signes associés peuvent être évocateurs : de nombreux ganglions, un érythème, des arthralgies, une splénomégalie, une pharyngite.

L'infection

L'immunodépression consécutive à la destruction des CD4 n'est en règle générale constatée qu'après plusieurs années. L'infection par les VIH distingue trois tableaux cliniques, divisés en stades A, B et C par l'OMS en 1993.

Stade A

Il s'agit de la primo-infection symptomatique, de la lymphadénopathie généralisée et d'une infection chronique asymptomatique par le VIH.

Stade B

Il s'agit de l'apparition de l'un des signes suivants : angiomatose bacillaire, candidose oro-pharyngée, candidose vaginale compliquée, dysplasie du col, leucoplasie chevelue de la langue, fièvre ou diarrhée > un mois, zona récurrent, salpingite, purpura thrombocytopénique (d'origine plaquettaire), neuropathie périphérique.

Stade C

Également appelé sida, ce stade correspond à l'apparition de l'une des pathologies suivantes : candidose invasive, cancer invasif du col, cryptococcose, infection à CMV, coccidioidomycose, infection grave à CMV, infection herpétique invasive, histoplasmose, isosporidose, sarcome de Kaposi, lymphome, tuberculose, mycobactérie atypique, pneumocystose, toxoplasmose, cachexie, septicémies récidivantes à salmonelle, pneumopathies bactériennes récidivantes.

Diagnostic

Pour affirmer une infection par le virus VIH, il faut un résultat positif avec deux tests différents :

- habituellement, on commence par un test très sensible, mais qui peut donner des faux positifs : la technique Elisa ;
- le test de confirmation se fait par la technique : Western-Blot.

Malheureusement, pendant plusieurs semaines (2–3 mois) après la contamination, la détection des anticorps peut être négative.
Pour y pallier, on peut alors rechercher :

- l'antigène P24, qui est très spécifique, mais pas assez sensible (positif dès 16 jours après la contamination) ;

- une mesure de la charge virale (positif dès 10 jours après la contamination).

Principes du traitement

La prise en charge de chaque patient est particulière. L'objectif est d'avoir un contrôle régulier de la charge virale et du taux de CD4, et de ne traiter que lorsque le taux de CD4 descend trop bas, notamment en dessous de 200 par mm^3, ou lorsque la charge virale est trop élevée, notamment supérieure à 100 000 par mm^3.

Le traitement classique associe deux inhibiteurs de la transcriptase inverse du VIH et un inhibiteur de la protéase du VIH. Mais chaque patient a ses propres souches, avec ses propres profils de résistance, donc le traitement antirétroviral doit être adapté à chaque situation.

La prise en charge d'une femme enceinte infectée par le VIH permet de faire chuter le risque de transmission materno-fœtale de 25 % à 1 %. Lorsque la mère est bien observante et que la charge virale est minimum, il n'est même pas recommandé de faire une césarienne.

Conduite à tenir IDE

Accueil du patient

Recueil des observations participant à la bonne connaissance de la santé du patient (interrogatoire ciblé, prise des constantes hémodynamiques et respiratoires).

Prise de constantes

Fréquence cardiaque (FC), pression artérielle (PA), poids, température, réalisation du bilan avec ECG initial selon prescription médicale écrite.

Mise en route du traitement

Surveillance de la compliance, tolérance et efficacité du traitement médicamenteux.

Le point le plus important reste cependant la prévention des Accidents exposant au sang (AES). Les procédures de prise en charge des AES devront être affichées et expliquées clairement. La liste des médecins référents AES devra être facilement disponible.

2. Principales maladies opportunistes au cours du sida : tuberculose, toxoplasmose, pneumocystose et CMV

Avec l'arrivée et le développement des trithérapies contre l'infection à VIH, la prise en charge des patients a été profondément modifiée. En effet, ces associations de traitement anti-VIH permettent de restaurer, au moins partiellement, l'immunité des patients infectés. Le meilleur reflet de la restauration de cette immunité est la remontée du taux de CD4.
Cependant, que ce soit pour un défaut de compliance du patient ou du fait de l'émergence d'une souche virale multi-résistante, le taux de CD4 peut à nouveau chuter. En dessous d'un certain seuil, l'immunité est trop atténuée pour protéger l'organisme contre les infections opportunistes.

Tuberculose

L'agent pathogène principal est le *Mycobacterium tuberculosis*, ou bacille de Koch (BK).
C'est un pathogène obligatoire, pouvant être responsable d'infection pulmonaire et/ou extra-pulmonaire : ganglionnaire, rénale, méningée, etc.
La forme généralisée s'appelle la miliaire tuberculeuse. Le BK est un pathogène obligatoire, transmissible par voie aérienne. La maladie est extrêmement contagieuse, responsable de près de trois millions de morts par an.

Diagnostic

L'incubation de la maladie est très longue, 1 à 3 mois, et souvent silencieuse.

Examen clinique

La maladie doit obligatoirement être évoquée devant tout patient infecté par le VIH qui présente une altération de l'état général. Il faut alors rechercher des signes pulmonaires, des adénopathies, de la fièvre, une asthénie, une perte de poids et surtout des sueurs nocturnes.

Examens complémentaires

- À la radiographie du thorax, on recherche un infiltrat des sommets, des cavernes, voire, dans le cas des milliaires, des images micro-nodulaires réparties uniformément dans les deux champs pulmonaires.
- Les BK crachats sont réalisés trois jours de suite, à la recherche de BAAR à la coloration de Ziehl. La mise en culture doit être pratiquée sur le milieu spécifique de Lowenstein.
- Des BK tubages peuvent également être réalisés, le matin, à la recherche de la salive déglutie toute la nuit.
- L'aspiration bronchique, le lavage broncho-alvéolaire (LBA), le prélèvement distal protégé, voire la biopsie bronchique, peuvent également rechercher les BK.

Traitement

Il associe un traitement spécifique contre le BK et un traitement contre le VIH, permettant de faire remonter le taux de CD4 et de restaurer l'immunité.
Le traitement anti-BK consiste en une quadri-antibiothérapie associant : pyrazinamide (30 mg/kg/j) + ethambutol (20 mg/kg/j) + rifampicine (10 mg/kg/j) + isoniazide (5 mg/kg/j) pendant 2 mois, puis rifampicine + isoniazide pendant 4 mois.

Toxoplasmose

Diagnostic

Devant tout patient infecté par le VIH qui se présente avec des signes neurologiques, notamment des signes de localisation, il faut évoquer une infection par *Toxoplasma gondii*, et plus précisément des abcès cérébraux à *T. gondii*. Les autres étiologies possibles sont : la cryptococcose, l'encéphalite à CMV, l'encéphalite au VIH, le lymphome cérébral primitif, la leuco-encéphalite multi-focale progressive, le lymphome non hodgkinien à localisation cérébrale, voire les classiques abcès à pyogènes.

Physiopathologie de la toxoplasmose cérébrale

Réactivation de kystes cérébraux restés quiescents après la primo-infection. La multiplication rapide des formes végétatives (tachyzoïtes) entraîne un œdème et une nécrose péri-lésionnelle qui sont à l'origine d'une symptomatologie de type processus évolutif intracrânien.
En dehors des patients immunodéprimés et des femmes enceintes séronégatives, les infections à *T. gondii* sont très bénignes. *T. gondii* est un parasite dont le cycle naturel est lié au chat; l'homme s'infecte principalement en ingérant de la nourriture souillée par les déjections félines.

Examens complémentaires

L'examen complémentaire permettant de confirmer l'infection cérébrale à *T. gondii* est le scanner cérébral.
On y retrouve :

- des images hypodenses, arrondies, souvent multiples, proches du cortex, avec effet de masse important;
- une localisation sus- et sous-tentorielle;
- après injection du produit de contraste, une prise annulaire ou en grelot, à bords nets, avec un halo d'œdème.

Traitement

- Association de sulfadiazine (*Adiazine*) 4–6 g par jour *per os* et de pyriméthamine (*Malocide*) 50–100 mg par jour *per os* pendant 6 à 8 semaines en surveillant la toxicité.
- Si besoin, traitement de la crise comitiale : clonazépam (*Rivotril*) 1 mg en IV lente à renouveler toutes les 4 heures.
- Acide folinique.
- Nursing.
- Plus ou moins traitement d'un œdème cérébral.

Pneumocystose

Diagnostic

L'agent pathogène responsable est le *Pneumocystis carinii*, appelé désormais *Pneumocystis jiroveci*. C'est une des principales pathologies à évoquer chez les patients infectés par le VIH et qui présentent une symptomatologie pulmonaire. Les autres infections à rechercher sont : la tuberculose, une infection à mycobactéries atypiques, une infection à germes pyogènes, un lymphome pulmonaire. Le germe doit être mis en évidence dans les prélèvements pulmonaires, après coloration de Gomori-Grocot.

Traitement

Outre un rétablissement de l'immunité avec une remontée des CD4, le traitement comporte également une prise en charge spécifique, notamment dans les formes graves :

- hospitalisation en réanimation;
- oxygénothérapie nasale ou au masque à haut débit;
- traitement spécifique par cotrimoxazol (*Bactrim*) en IV, puis relais *per os* dès que l'état clinique le permet par Bactrim Fort;
- durée optimale de traitement : 21 jours.

☛ *Si la PaO2 est inférieure à 70 mmHg : corticothérapie : 1 mg/kg à dose régressive sur 3 semaines.*

Les infections à CMV

Clinique

Près de 90 % de la population générale a fait une infection asymptomatique à CMV.

Mais lorsqu'un patient est infecté par le virus du VIH et que son taux de CD4 descend en dessous de 100 par mm^3, il peut y avoir une reviviscence du cytomégalovirus (CMV).

Plusieurs atteintes sont possibles : digestives, pulmonaires, cérébrales, etc.

Mais l'atteinte la plus fréquemment retrouvée, et de loin (> 75 %), est la rétinite à CMV dont la complication principale est la cécité par atteinte de la macula.

Diagnostic

Le diagnostic est suspecté par le fond d'œil et confirmé par la détection d'une virémie.

Conduite à tenir IDE

Accueil du patient

Recueil des observations participant à la bonne connaissance de la santé du patient (interrogatoire ciblé, prise des constantes hémodynamiques et respiratoires).

Prise de constantes

Fréquence cardiaque (FC), pression artérielle (PA), poids, température, réalisation du bilan avec ECG initial selon prescription médicale écrite.

Mise en route du traitement

Surveillance de la compliance, tolérance et efficacité du traitement médicamenteux.

Par ailleurs, l'isolement respiratoire des patients suspects d'infection à BK est indispensable.

3. Brucellose

Bactériologie/Clinique

Les brucelloses sont des anthropozoonoses dues aux bactéries du genre *Brucella*. Elles sont transmises à l'homme par l'animal, notamment le bétail.

Les germes pénètrent dans l'homme soit par voie cutanée (67 % des cas), soit par voie orale. Il s'agit d'une septicémie à point de départ lymphatique.

Les trois formes de la maladie sont :

- la forme septicémique initiale aiguë;
- la forme sub-aiguë localisée : rechute septicémique brève avec localisation secondaire : osseuse ou nerveuse;
- la brucellose chronique, qui survient après des formes non ou mal traités : elle est due non à la dissémination du germe, mais à son pouvoir antigénique, à l'origine de réactions d'hypersensibilité.

Les signes cliniques à rechercher sont :

- une fièvre ondulante, sudoro-algique;
- une splénomégalie;
- des adénopathies superficielles, fermes, sensibles.

Les signes biologiques à rechercher sont :

- une leuconeutropénie;
- une positivité du sérodiagnostic de Wright, avec ascension des taux d'anticorps à quelques semaines d'intervalles.

Principes thérapeutiques

Antibiothérapie

Le traitement repose sur l'antibiothérapie :

- une antibiothérapie double, précoce, suffisamment prolongée;
- active sur les bactéries à multiplication intracellulaire;
- à bonne pénétration osseuse.

☛ *Exemple : association de cycline et de rifampicine : doxycycline, vibramycine, 200 mg/j et rifampicine, rifadine, 20 mg/kg/j. Durée : 2 à 4 mois si atteinte osseuse.*

Précautions à prendre vis-à-vis des cyclines :

- éviter toute exposition solaire ou aux ultraviolets (photosensibilisation), ne pas absorber en même temps des laitages, calcium, fer, sels d'alumine, anti-acide (perturbation de l'absorption);
- prévenir le patient de la possibilité de troubles digestifs ou de réactions allergiques.

Précautions à prendre vis-à-vis de la rifampicine :

- c'est un inducteur enzymatique : surveiller le bilan hépatocellulaire, la fonction rénale, la NFS;
- possibilité de coloration en rouge orangé des urines, des selles, des larmes et des lentilles cornéennes souples.

Mesures associées

Voici un certain nombre de mesures associées si un éleveur est infecté : arrêt de travail avec certificat médical initial descriptif, déclaration obligatoire de la maladie à la DDASS, déclaration de maladie professionnelle indemnisable, prévoir la vaccination des autres employés, prévoir la vaccination du bétail (enquête vétérinaire).

Conduite à tenir IDE

Accueil du patient

Recueil des observations participant à la bonne connaissance de la santé du patient (interrogatoire ciblé, prise des constantes hémodynamiques et respiratoires).

Prise de constantes

Fréquence cardiaque (FC), pression artérielle (PA), poids, température, réalisation du bilan avec ECG initial selon prescription médicale écrite.

Mise en route du traitement

Surveillance de la compliance, tolérance et efficacité du traitement médicamenteux.

4. Diarrhées aiguës (y compris choléra, dysenterie et salmonelloses)

La diarrhée aiguë est un phénomène pathologique se manifestant par l'élimination d'une quantité anormale de selle et notamment d'eau, supérieure à 300 g par jour.
Devant le patient, six notions sont à préciser :
- l'aspect clinique réalisé : syndrome cholériforme, syndrome dysentérique ou syndrome gastro-entéritique (diarrhée banale) ;
- le caractère isolé de la diarrhée ou l'existence d'une TIAC (Toxi-infection alimentaire collective) ;
- un voyage récent en zone tropicale ;
- la prise d'un aliment potentiellement contaminant (viande pas cuite, coquillage, pâtisserie, etc.). Si oui, préciser le délai entre la prise alimentaire et le début de la diarrhée ;
- la prise récente d'un antibiotique ;
- l'existence de facteurs de risques associés (VIH, sujet âgé, etc.).

☛ *Trois tableaux cliniques à connaître et qu'il faut savoir différencier : le syndrome cholériforme, le syndrome dysentérique et le syndrome gastro-entéritique.*

Syndrome cholériforme

Clinique

Il associe une diarrhée aqueuse avec des selles liquides, profuses « eau de riz », très fréquentes et abondantes. Il y a parfois des vomissements, quelques douleurs abdominales. Il n'y a pas de fièvre. Dans les cas extrêmes apparaissent très rapidement des signes de déshydratation.

Physiopathologie

Libération d'une toxine à l'origine d'une atteinte de la fonction sécrétoire.

La bactérie se fixe à la surface de l'épithélium digestif, sans le détruire. Une toxine est ensuite libérée, entraînant une sécrétion active d'électrolytes et d'eau par les cellules épithéliales du grêle, sans lésion anatomique.

☛ *Les 5 germes à connaître et qui produisent des toxines conduisant à un syndrome cholériforme : Vibrio choleræ, E. coli entérotoxinogène (ETEC), certains S. aureus, Bacillus cereus et C. perfringens.*

Choléra

Tout voyageur provenant d'un pays comme l'Inde, où le choléra est endémique, peut importer la maladie en France.
L'homme est le principal réservoir de *Vibrio choleræ*. Il s'agit d'une maladie extrêmement contagieuse, qui se transmet par l'intermédiaire des mains, par contamination alimentaire ou hydrique. Le germe peut survivre plus de 15 jours dans les eaux salées.
L'incubation est de quelques heures à 5–6 jours, selon l'importance de l'inoculum infectant. Dans les formes graves, les selles sont aqueuses, afécales, sans ténesme, et quasi incessantes. Il peut y avoir jusqu'à 10–15 L de pertes par jour. Il n'y a pas de fièvre. Sans traitement, la mortalité est supérieure à 50 %; bien traitée, la mortalité est de 1 à 2 %.

Traitement curatif

Réhydratation parentérale immédiate.
Antibiothérapie (ATB) : cyclines ou fluoroquinolones, ayant pour but de diminuer la durée d'élimination du germe et la durée de la diarrhée.

Traitement préventif

Isolement des malades, dépistage des porteurs, décontaminations des selles et des vomissements.

ETEC

C'est la diarrhée classique du voyageur ou *turista*. Elle survient au cours de la 1re ou 2e semaine après l'arrivée en milieu tropical. Il s'agit, en général, de diarrhées peu sévères, constituées de selles hydriques, associées à des douleurs abdominales, des nausées, parfois des vomissements et peu ou pas de fièvre. La régression des signes se fait en 2–4 jours; l'antibiothérapie est inutile en règle générale.

S. aureus

Le début est brusque, 1 à 6 heures après l'ingestion d'un aliment contaminé. La contamination se fait à partir d'un porteur de *S. aureus*, sur la peau, par exemple, en mangeant un gâteau préparé par un pâtissier souffrant d'un panaris. Le gâteau contient une entérotoxine préformée.
Le tableau associe une diarrhée rapidement aqueuse, des nausées et des vomissements. Le risque de déshydratation est faible, mais il existe.
L'évolution est spontanée, favorable en 24 heures. La coproculture n'a pas d'intérêt. L'antibiothérapie est inutile.

Syndrome dysentérique

Clinique

Il associe des selles nombreuses, afécales, glaireuses, mucopurulentes, parfois sanglantes, avec des douleurs coliques, diffuses ou en cadre, des épreintes, du ténesme, des vomissements, et le plus souvent de la fièvre.

Physiopathologie

Troubles de la fonction d'absorption, secondaire à une destruction villositaire dûe au caractère invasif des germes.
Le germe envahit les cellules épithéliales et s'y multiplie jusqu'à leur destruction. Les lésions des muqueuses sont à l'origine d'une réaction inflammatoire intense qui explique la présence de sang et de glaires dans les selles.

☛ *Les trois germes à connaître responsables de ce syndrome sont : Shigella, E. coli entéro-invasifs (EIEC) et E. coli entéro-hémorragiques (EHEC).*

Il existe 4 espèces de shigelles : *S. dysenteriæ, S. flexneri, S. sonnei, S. boydii* :
- elles constituent un problème de santé publique dans les pays en voie de développement;
- l'homme est le seul réservoir au niveau du tube digestif. La contamination se fait par ingestion d'aliments ou d'eau souillés;
- l'incubation est de 2 à 5 jours. Le tableau clinique est dominé par un syndrome dysentérique franc : des selles glairo-sanglantes, voire purulentes, associées à une fièvre à 39–40 °C, des douleurs abdominales

pathologies

intenses, du ténesme et des épreintes. Il existe aussi des formes sévères accompagnées de manifestations neurologiques ;
- le traitement repose sur l'antibiothérapie : fluoroquinolones pendant 15 jours.

Syndrome gastro-entéritique

Clinique

Il associe des selles liquides fréquentes (plutôt cholériformes), des douleurs abdominales diffuses, des vomissements et de la fièvre (plutôt dysentérique). C'est le tableau d'une diarrhée banale, comme on l'observe dans les cas de gastro-entérites aiguës.

Physiopathologie

Le germe envahit l'entérocyte, puis traverse la muqueuse sans la détruire. Il pénètre le tissu sous-muqueux où il se multiplie en donnant une réaction inflammatoire.

☛ *Les germes à connaître sont : Salmonella non typhique, Campylobacter, Yersinia, et E. coli entéropathogène (EPEC).*
Remarque : la plupart de ces diarrhées sont d'origine virale.

Salmonella

Il s'agit du germe le plus fréquemment responsable d'infections entérales. À retenir : *S. enteritidis* et *S. typhimurium.*
La contamination est interhumaine ou se fait le plus souvent par consommation d'aliments contaminés, consommés insuffisamment cuits ou crus (volailles, œufs, etc.).
Le tableau associe le plus souvent 12 à 36 heures après l'ingestion de l'aliment suspect : une fièvre à 39–40 °C, des douleurs abdominales, des vomissements, un syndrome diarrhéique fait de selles liquides et fétides. L'évolution est, en général, spontanément favorable en quelques jours. Une antibiothérapie peut être prescrite chez le sujet âgé, le jeune enfant, dans les cas graves et chez les patients immunodéprimés.

E. coli entéropathogène (EPEC)

À l'origine d'épidémies, dans les maternités et dans les crèches.

Diarrhées aiguës particulières

Il s'agit de diarrhée post-antibiotique et de colite pseudo-membraneuse.

Agent pathogène

Clostridium difficile. Bacille Gram positif. Anaérobie stricte.
Première cause de diarrhée nosocomiale. Tout patient hospitalisé depuis plus de 2 jours et qui a de la diarrhée, souffre, jusqu'à preuve du contraire, d'une diarrhée à *Clostridium difficile*.

Physiopathologie

La flore commensale intestinale a un effet protecteur contre les germes pathogènes. C'est ce que l'on appelle l'effet barrière. En cas de prise antibiotique, la flore commensale intestinale est détruite, éliminant l'effet barrière, et favorisant l'implantation de germes pathogènes comme le *Clostridium difficile*. Celui-ci provoque alors une diarrhée s'il sécrète des toxines appelées toxines A et B, qui sont cytolytiques et nécrosantes; sans ces toxines, la diarrhée ne se produit pas.
Ainsi :

- pour un patient hospitalisé, qui présente une diarrhée, où *C. difficile* est isolé, mais pas ces toxines : il faut rechercher une autre étiologie à la diarrhée;
- par contre, pour un patient hospitalisé, qui présente une diarrhée, où *C. difficile* n'a pas été isolé, mais ces toxines, si : la diarrhée est bel et bien dûe à *C. difficile*.

Conduite à tenir IDE

Patient hospitalisé pour une diarrhée aiguë

Accueil du patient

Recueil des observations participant à la bonne connaissance de la santé du patient (interrogatoire ciblé, prise des constantes hémodynamiques et respiratoires).

Prise de constantes

Fréquence cardiaque (FC), pression artérielle (PA), poids (+++), température, réalisation du bilan avec ECG initial selon prescription médicale écrite. Surveiller si les selles sont liquides, glaireuses ou sanglantes.

Mise en route du traitement

Surveillance de la compliance, tolérance et efficacité du traitement médicamenteux.

En cas de diarrhée nosocomiale à *C. difficile*, mesures d'isolement du patient. Lavage des mains avant et après les soins.

5. Diphtérie

Bactériologie/Épidémiologie/Clinique

Il faudra toujours penser à une diphtérie devant un patient ayant une angine et venant d'un pays où cette maladie est endémique, notamment des pays de l'Est.

Principaux signes cliniques

- Angine blanchâtre.
- Dysphagie.
- Altération de l'état générale.
- Fièvre modérée.

Principales caractéristiques de l'angine

Présence de fausses membranes :
- blanches, nacrées ou grisâtres;
- extensives, adhérentes, cohérentes;
- se reproduisant rapidement après leur ablation;
- envahissant les amygdales, les piliers du voile, la luette en «doigt de gant».

Elles sont faites d'une couenne reposant sur une muqueuse congestive.

Germe responsable

Il s'agit d'un bacille à Gram positif : la *Corynebacterium diphteriæ*, producteur de toxines. Les souches de *Corynebacterium diphteriæ* non productrices de toxines peuvent être responsables d'infections locales (cutanées, etc.), profondes (sinusites, etc.), voire systémiques (arthrites, endocardites, etc.), mais pas de diphtérie.

Principale complication de la diphtérie : le croup

Le croup constitue l'une des principales complications de la diphtérie. Il s'agit d'une extension au larynx avec un risque de mort brutale devant une respiration devenue inefficace.

Le traitement est alors une urgence vitale majeure : intubation/ventilation, voire trachéotomie en urgence.

Principal diagnostic différentiel : la Mononucléose infectieuse (MNI)

Voir fiche 6.

Principes thérapeutiques

- Traitement à réaliser en urgence : injection de sérum antitoxinique. Le relais de la sérothérapie est assuré par l'anatoxinothérapie (vaccin à J1, J3 et J15).
- Antibiothérapie par bêta-lactamine (pénicilline G), ou macrolide en cas d'allergie (érythromycine). Action spectaculaire sur les fausses membranes, nulle sur l'imprégnation toxinique.
- Sérum antidiphtérique : administration la plus précoce possible dès le diagnostic de diphtérie évoqué, car n'inhibe que la toxine circulante et pas la toxine déjà fixée aux cellules.
- Anatoxinothérapie, afin d'assurer une protection durable.

Conduite à tenir IDE

Accueil du patient

Recueil des observations participant à la bonne connaissance de la santé du patient (interrogatoire ciblé, prise des constantes hémodynamiques et respiratoires).

Prise de constantes

Fréquence cardiaque (FC), pression artérielle (PA), poids, température, réalisation du bilan avec ECG initial selon prescription médicale écrite.

Mise en route du traitement

Surveillance de la compliance, tolérance et efficacité du traitement médicamenteux.

Par ailleurs, le patient doit être soumis à un isolement respiratoire avec port de masque obligatoire tant qu'il n'y a pas eu deux prélèvements de gorge successifs négatifs.

6. Fièvre typhoïde

Clinique/Bactériologie

Devant tout patient présentant de la fièvre et des troubles de la conscience au retour d'un voyage à l'étranger, il faut évoquer trois pathologies : la fièvre typhoïde, le paludisme et la méningite à méningocoque.

La fièvre typhoïde est évoquée devant :

- le retour d'une zone de forte endémie ;
- la fièvre en plateau ;
- une diarrhée non invasive ;
- une dissociation pouls/température (caractéristique) ;
- une splénomégalie ;
- des taches rosées lenticulaires ;
- et une neutropénie.

Les germes en cause sont des bacilles à Gram négatif, plus précisément, des entérobactéries : *Salmonella typhi* ou *paratyphi A, B* ou *C*. La transmission est interhumaine ; les bacilles étant éliminés avec les selles des porteurs, la contamination se fait le plus souvent à partir de linge ou d'aliments souillés. La durée d'incubation est de 7 à 15 jours. C'est une maladie devenue très rare en France avec plus de 70 % des cas importés. Les germes, une fois ingérés, franchissent la muqueuse intestinale, gagnant les ganglions lymphatiques puis la circulation générale. Les signes cliniques sont secondaires au germe lui-même ou à la toxine qu'il sécrète.

Diagnostic

Il repose sur trois examens principaux : les hémocultures, les coprocultures et la sérologie.

Hémocultures

La première est prélevée avant le début de toute antibiothérapie.

Trois hémocultures doivent être pratiquées à un ou deux jours d'intervalle.

Coprocultures

Elles sont le plus souvent négatives au cours de la première semaine.

Il existe des porteurs sains de *S. typhi*. Il s'agit du seul cas de figure où des selles moulées peuvent être envoyées en bactériologie, car ces porteurs sains disséminent la maladie. Ils sont d'ailleurs souvent à l'origine des grandes épidémies, car n'ayant aucune symptomatologie, ils réinfectent en permanence leur entourage.

Sérologie

Il s'agit du classique Sérodiagnostic de Widal Félix.

Principes thérapeutiques

Antibiothérapie

Il faut choisir une antibiothérapie active contre les salmonelles et la débuter après les prélèvements.
En première intention, lorsque le patient revient d'une région d'Asie du Sud-Est où il y a de fortes résistances aux quinolones de première génération (30 %) et à l'amoxicilline (40 %) : administrer de la céphalosporine de troisième génération, type *Cefriaxone*, car à bonne diffusion biliaire.
Adaptée secondairement à l'antibiogramme. Durée : 10 jours.
Dans les autres cas de figure, un traitement par fluoroquinolones peut également être proposé.

Mesures hygiéno-diététiques

Isolement du malade, désinfection des selles, déclaration obligatoire.

Surveillance

Clinique

Pouls (toute accélération du pouls devant faire craindre une complication), tension artérielle, température, palpation abdominale, conscience, selles (aspect, nombre).

Paraclinique

Hémogramme, ionogramme sanguin, ECG, abdomen sans préparation, coprocultures (dont deux à la fin du traitement, à 48 heures d'intervalle.

Complications

Complications d'origine toxinique

Hémorragies digestives, perforations digestives, myocardites (troubles du rythme et de la conduction, choc cardiogénique), collapsus cardiovasculaire (choc toxi-infectieux), neuropsychiques (coma, troubles psychiatriques).

Complications septiques

Hépatite, cholécystite, méningite, encéphalite, ostéo-articulaire (ostéite, spondilodiscite).

Conduite à tenir IDE

Accueil du patient

Recueil des observations participant à la bonne connaissance de la santé du patient (interrogatoire ciblé, prise des constantes hémodynamiques et respiratoires).

Prise de constantes

Fréquence cardiaque (FC), pression artérielle (PA), poids, température, réalisation du bilan avec ECG initial selon prescription médicale écrite.

Mise en route du traitement

Surveillance de la compliance, tolérance et efficacité du traitement médicamenteux.

Il faut impérativement réaliser un isolement entérique pour ces patients, afin d'éviter les contaminations par les mains, le linge ou les objets souillés.

Prévoir notamment à cet effet : chambre individuelle, thermomètre individuel, bassine individuelle à décontaminer après chaque selle, couverts individuels.

La levée de l'isolement ne pourra être réalisée que lorsque deux coprocultures différentes seront revenues négatives.

7. Infections à streptocoques, entérocoques

Bactériologie

Les streptocoques et les entérocoques sont des coques Gram positifs en chaînette.

Les streptocoques se divisent en streptocoques alpha-hémolytiques et bêta-hémolytiques :

- les streptocoques alpha-hémolytiques sont des germes commensaux de l'homme. Leur réservoir naturel est l'oropharynx, c'est-à-dire qu'on les retrouve de façon non pathologique dans l'oropharynx des patients; c'est pour cela que la transmission des streptocoques se fait de façon orale (éternuements, postillons, etc.). Un cas très particulier est celui du *Streptococcus pneumoniæ*;
- les streptocoques bêta-hémolytiques : ce ne sont pas des germes commensaux mais des germes pathogènes. Deux sont retrouvés principalement en clinique : les streptocoques du groupe A et les streptocoques du groupe B.

Les entérocoques sont des germes commensaux de l'homme. Leur réservoir naturel est le tube digestif. La transmission est oro-fécale.

Épidémiologie

Les infections à streptocoques et entérocoques sont fréquentes, et dans la majorité des cas, sans gravité. La gravité dépendra essentiellement de la localisation de l'infection.

Clinique

Angine à streptocoque du groupe A

Devant une angine, s'assurer en premier lieu de son caractère bactérien en utilisant un Test de dépistage rapide (TDR).

En cas de doute diagnostic, faire un prélèvement de gorge.

Si le test est positif, il s'agit d'une angine à streptocoque du groupe A.

Autre infection à streptocoque du groupe A

Le streptocoque du groupe A peut aussi être à l'origine d'infection des parties molles, notamment l'érysipèle.

Infection vaginale à streptocoque du groupe B

C'est la principale étiologie des infections vaginales, que ce soit chez la femme enceinte ou pas. Il y a un dépistage systématique obligatoire de ce germe dans le suivi de toutes les grossesses en France. Même en l'absence de toute symptomatologie, il a été démontré que le portage de streptocoque du groupe B était un facteur de risque chez la femme enceinte.

Pneumonies à pneumocoques (*Streptococcus pneumoniæ*)

Le début en est brutal. Une image de foyer systématisé apparaît à la radiographie du thorax. Les prélèvements pulmonaires sont positifs à pneumocoque : examen cytobactériologique des crachats (ECBC), aspiration bronchique, lavage broncho-alvéolaire (LBA) et prélèvement distal protégé (PDP). Qu'il s'agisse de pneumonies à pneumocoques ou de méningites à pneumocoques, le point de départ est toujours un portage asymptomatique au niveau de la flore oropharyngée.

Endocardites à streptocoques alpha-hémolytiques

La principale étiologie où les germes commensaux de la gorge que sont les streptocoques alpha-hémolytiques sont retrouvés est l'endocardite subaiguë d'Osler. Il s'agit d'une endocardite d'évolution lente, facilement mise en évidence devant la triade : souffle cardiaque, fièvre et asthénie. Le plus souvent, la porte d'entrée est d'origine bucco-dentaire.

Diagnostic : hémocultures positives à cocci Gram positif en chaînette, végétation à l'échographie cardiaque.

Péritonites à entérocoques

C'est l'une des rares pathologies, avec l'endocardite et l'infection urinaire, où l'entérocoque est retrouvé en pathologie humaine, le plus souvent, dans le cadre des péritonites postopératoires. Il peut en effet être retrouvé dans les autres péritonites, mais son action pathogène est alors discutée. Le principal souci posé par les entérocoques à l'hôpital est l'émergence de souches multi-résistantes venues des États-Unis. Ce sont les Entérocoques résistants à la vancomycine (VRE) dont la présence nécessite l'isolement du patient et le dépistage de tous ses voisins de salle.

Principes thérapeutiques

Traitement de l'angine et des infections vaginales

Il n'existe pas de souche de streptocoque du groupe A ou du groupe B résistant à l'amoxicilline, qui est donc l'antibiotique de choix.

☛ *Si le TDR est négatif : ne pas prescrire de traitement antibiotique. Il s'agit alors dans plus de 90 % des cas d'une angine d'origine virale.*

Infections graves à streptocoque ou entérocoque

Il faut toujours mettre en place une association double, synergique et bactéricide, entre deux antibiotiques. En l'occurrence, le seul traitement adapté à toutes les situations cliniques associe : amoxicilline + aminoside.

Il existe une exception, toutefois, la méningite à pneumocoque, pour laquelle, les conférences de consensus imposent l'association : céphalosporines + vancomycine.

En effet, il y a de nombreuses souches de pneumocoques de sensibilité diminuée aux bêta-lactamines.

Conduite à tenir IDE

Patient hospitalisé pour infections à streptocoques ou entérocoques

Accueil du patient

Recueil des observations participant à la bonne connaissance de la santé du patient (interrogatoire ciblé, prise des constantes hémodynamiques et respiratoires).

Prise de constantes

Fréquence cardiaque (FC), pression artérielle (PA), poids, température, réalisation du bilan avec ECG initial selon prescription médicale écrite.

Mise en route du traitement

Surveillance de la compliance, tolérance et efficacité du traitement médicamenteux.

8. Infections à staphylocoques (y compris les infections sur cathéters)

Bactériologie

Les staphylocoques sont des cocci Gram positifs en amas. Il faut bien distinguer :

- les *S. aureus* ou staphylocoques dorés ou staphylocoques à coagulase positive. Les *S. aureus* sont avant tout des germes pathogènes;
- les staphylocoques blancs, ou staphylocoques à coagulase négative. Ils vivent sur la peau, ce sont donc des saprophytes de la peau. Le plus souvent, leur présence dans un compte-rendu de bactériologie est à considérer comme une contamination du prélèvement par les germes de la peau.

Épidémiologie/Clinique

Les staphylocoques dorés sont retrouvés dans de très nombreuses pathologies :

- les infections pulmonaires : notamment chez les patients intubés et ventilés, mais aussi chez les patients vivant en ville, car il y a de plus en plus de souches très virulentes, possédant une toxine appelée : leucocidine de Panton-Valentine;
- les infections urinaires et rénales : notamment en cas d'abcès du rein;
- l'endocardite : il s'agit d'un tableau bruyant, souvent secondaire à une toxicomanie intraveineuse;
- l'abcès du cerveau : c'est la principale étiologie retrouvée, excepté les germes anaérobies;
- les infections des parties molles : de l'érysipèle à la fasciite nécrosante en passant par le tableau très particulier de la staphylococci maligne de la face;
- les infections osseuses : notamment les spondylodiscites, les oséites, les arthrites, les ostéomyélites chez l'enfant, les infections sur prothèse de hanches, etc.

Les staphylocoques blancs ne sont pathogènes que si la protection apportée par la peau est altérée : l'exemple typique est le franchissement de la peau par un matériel étranger type cathéter (KT). En effet, lorsqu'un cathéter est mis en place, il peut y avoir un passage sanguin des staphylocoques blancs qui restent normalement sur la peau :

- c'est la classique infection sur cathéter : pour poser le diagnostic de cette infection, il faut faire une mise en culture du cathéter. La culture est considérée comme positive si, et seulement si, la quantité de bactérie est > 10^3 ;

☛ *Si le doute est grand et que retirer le cathéter pose des difficultés, il est possible de s'assurer de la réalité de l'infection, par une méthode indirecte en laissant temporairement le cathéter en place. Il ne sera alors retiré que si l'infection est avérée.*
Principes de la méthode indirecte :
- *prélever des hémocultures sur le cathéter ;*
- *dans le même temps, prélever des hémocultures en périphérique.*

Si le délai de positivité des hémocultures prélevées sur cathéter est de 2 H inférieur au délai de positivité des hémocultures prélevées en périphérique, il y a une forte probabilité d'infection du cathéter. Il est alors recommandé de le retirer.

- le franchissement de la barrière cutanée peut aussi survenir après une intervention chirurgicale. Deux opérations sont très à risque : les poses et remplacements de prothèses articulaires et les interventions de chirurgie cardiaque.

Principes thérapeutiques

L'antibiothérapie est au premier plan. Le principe de cette antibiothérapie est le même pour les staphylocoques dorés et blancs.
Il existe deux « classes » de staphylocoques vis-à-vis de la sensibilité aux antibiotiques :
- les staphylocoques sensibles à la méthicilline (*Bristopen, Orbénine*) ;
- les staphylocoques résistants à la méthicilline.

En cas de résistance à la méthicilline, il y a une résistance croisée à toutes les bêta-lactamines, car il y a une modification de la cible des bêta-lactamines (les PLP).
Le traitement majeur repose alors sur une autre classe d'antibiotiques : les glycopeptides (vancomycine et téicoplanine).
Le traitement est alors beaucoup plus difficile. Les *S. aureus* résistants à la méthicilline sont appelés les SARM. C'est la principale bactérie multi-résistante retrouvée dans les hôpitaux. Il s'agit donc de la première cause d'infection nosocomiale. Tout patient porteur d'un SARM doit être isolé.
En parallèle à l'antibiothérapie, toute infection à staphylocoque, blanc ou doré, doit faire rechercher une porte d'entrée à prendre en charge. Par exemple : retrait d'un cathéter infecté, retrait d'une prothèse de hanche infectée, reprise chirurgicale dans le cadre des médiastinites *post* chirurgie cardiaque, etc.

Conduite à tenir IDE

Accueil du patient

Recueil des observations participant à la bonne connaissance de la santé du patient (interrogatoire ciblé, prise des constantes hémodynamiques et respiratoires).

Prise de constantes

Fréquence cardiaque (FC), pression artérielle (PA), poids, température, réalisation du bilan avec ECG initial selon prescription médicale écrite.

Vérifier quotidiennement l'état cutané en regard des cathéters. Signaler la présence de signes en faveur d'une lymphangite sur le trajet des perfusions.

Installation du patient

Si le patient est porteur d'un SARM, il doit être mis en isolement. Port des gants sur-blouse obligatoires pour tous dans la chambre.

Mise en route du traitement

Surveillance de la compliance, tolérance et efficacité du traitement médicamenteux.

9. Infections des parties molles

Clinique

Elles résultent d'une association bactériologique et anatomique.

Érysipèle

Il s'agit d'une dermo-épidermite, présentant un placard inflammatoire avec bourrelet périphérique. Les principaux germes en cause sont les streptocoques bêta-hémolytiques (notamment le streptocoque du groupe A) et le *S. aureus*.

Cellulite « simple »

Il s'agit d'une dermo-hypodermite, présentant une atteinte du tissu sous-cutané, sous-muqueux. Les germes responsables sont les streptocoques bêta-hémolytiques (notamment le streptocoque du groupe A) et le *S. aureus*.

Fasciite nécrosante ou cellulite nécrosante

Il s'agit d'une atteinte de l'aponévrose. Les germes responsables sont les streptocoques bêta-hémolytiques (notamment le streptocoque du groupe A) et le *S. aureus*.
Une simple piqûre d'insecte mal traitée ou une petite coupure (souvent au niveau des membres inférieurs) peuvent être à l'origine de l'infection. Puis en 1–2 jours, un œdème survient; la peau devient « cartonnée »; des lésions purpuriques, ainsi que des bulles contenant un liquide jaune citrin, apparaissent. L'évolution spontanée est mortelle en passant par un choc septique gravissime associant forte fièvre, trouble de la conscience, hypovolémie.

Cellulite synergistique

Faux ami avec les cellulites « simples », il s'agit d'atteintes de la peau, du fascia et du muscle. Les germes responsables sont non seulement les streptocoques bêta-hémolytiques (notamment le streptocoque du groupe A) et le *S. aureus*, mais aussi les germes anaérobies et les bactéries à Gram négatif.

Le tableau clinique rajoute à celui de la fasciite nécrosante une forte odeur nauséabonde et une dissociation de tous les tissus par la production de gaz bactériens.

Myosite

Contrairement aux autres infections des parties molles, la myosite commence au niveau du muscle, puis remonte vers l'épiderme.
Les germes responsables sont non seulement les streptocoques bêta-hémolytiques (notamment le streptocoque du groupe A) et le *S. aureus*, mais aussi les bactéries à Gram négatif.

Gangrènes gazeuses

Ces infections atteignent tous les tissus et sont souvent consécutives à une souillure de la plaie par de la terre. Les germes responsables sont des anaérobies, essentiellement le *Clostridium perfringens*. À la palpation, on perçoit une crépitation gazeuse sous-cutanée, évoluant rapidement.

Facteurs de risques

Il s'agit de la stase veineuse ou lymphatique. Toutes les étiologies d'ischémie du membre inférieur, un diabète non équilibré, une obésité, un déficit immunitaire, voire la prise d'AINS, doivent être repérés.

Diagnostic

Biologie classique

- Ionogramme sanguin et urée/créatinine : à la recherche d'une déshydratation et/ou d'une insuffisance rénale.
- Bilan hépatocellulaire complet : à la recherche d'une insuffisance hépatique.
- Numération formule sanguine (NFS), bilan d'hémostase avec TP, TCA, fibrinogène, facteurs II et V : à la recherche d'une Coagulation intravasculaire disséminée (CIVD).
- Gazométrie artérielle : recherche des lactates, de la PaO2, du Ph.
- CRP : notamment pour le suivi.

Bactériologique

- Hémocultures : positives dans 20 % des cas.
- Ponction à la seringue des bulles et des lésions.
- Dans un second temps : des prélèvements peropératoires.

Imagerie

- Radiographies.
- Tomodensitométrie.

À la recherche de production de gaz.

Principes thérapeutiques

- Hospitalisation en urgence en réanimation.
- Mettre en condition le malade. Si choc hémodynamique : traitement du choc en urgence.
- Antibiothérapie en urgence : à spectre extrêmement large. Doit viser contre les streptocoques bêta-hémolytiques (notamment le streptocoque du groupe A) et le *S. aureus*, mais aussi les germes anaérobies et les bactéries à Gram négatif.

Tazocilline, ou *Tienam*, + *Vancomycine* + *Amiklin*.

- Chirurgie en urgence : les pronostics vital et fonctionnel en dépendent. Débridement très large. Amputation au moindre doute. Lavage très abondant.
- Oxygénothérapie hyperbare : à discuter au cas par cas. En milieu spécialisé. Ne doit pas retarder la chirurgie.
- Mesures associées : nutrition hyperprotidique/calorique, prévention des complications, des séquelles.

Conduite à tenir IDE

Accueil du patient

Recueil des observations participant à la bonne connaissance de la santé du patient (interrogatoire ciblé, prise des constantes hémodynamiques et respiratoires).

Prise de constantes

Fréquence cardiaque (FC), pression artérielle (PA), poids, température, réalisation du bilan avec ECG initial selon prescription médicale écrite.

Mise en route du traitement

Surveillance de la compliance, tolérance et efficacité du traitement médicamenteux.

Ne pas oublier l'évaluation de la douleur, l'explication au patient des différents stades de la chirurgie réparatrice, et de parler avec lui des moyens palliatifs à la diminution de ses capacités physiques.

10. Infections uro-génitales

Urétrites, cervicites

Les principales causes infectieuses sont : *Chlamydiæ trachomatis*, *Neisseria gonorrhϾæ*, mais aussi *Ureaplasma urealyticum*, *Trichomonas vaginalis*, *Candida albicans*.

Chlamydiæ trachomatis

Il s'agit d'un germe à transmissibilité strictement interhumaine, largement répandu (10–20 % de la population mondiale). Tropisme marqué pour les cellules des épithéliums génitaux, oculaires et peut être responsable de maladie de système.

Clinique des infections uro-génitales

L'incubation est de 10 à 15 jours chez l'homme; dans 50 % des cas, c'est une urétrite subaiguë; dans 20 % des cas, la symptomatologie se résume à une goutte matinale; dans 20 % des cas, l'infection est totalement asymptomatique et dans 2 à 10 % des cas, on a une incubation courte suivie d'une urétrite aiguë indiscernable d'une urétrite gonococcique. Principal risque : la stérilité.
Chez la femme, l'infection est le plus souvent asymptomatique, avec risque de salpingite, puis de grossesse extra-utérine. Aux États-Unis, elle provoque 50000 stérilités par an.

Prélèvement

Conditions générales : contenir des cellules, être placé dans un milieu de transport adéquat, être fait en dehors de toute antibiothérapie.
Site de prélèvement :
- chez la femme : pose d'un spéculum et prélèvement de l'endocol;
- chez l'homme : prélèvement de l'urètre, voire du sperme;
- chez l'homme et la femme : urine de premier jet, pour recherche par PCR, absence de toilette.

Diagnostic

Méthodes de diagnostic direct : la culture cellulaire, la détection des antigènes, par immunoflurorescence directe. Et surtout : la PCR, qui présente une meilleure sensibilité et spécificité.

Méthodes de diagnostic indirect : sérologies à interpréter avec deux sérums séparés de 15 jours, positifs dans les infections urinaires hautes et les infections systémiques.

Traitement

Antibiothérapie par fluoroquinolones, cyclines ou macrolides.

Gonocoques

2e cause d'urétrite en France.
Incubation courte : 4 à 6 jours.
50 000 cas par an en France.
20 % des cas : associé à *Chlamydiæ*.

Clinique

Chez l'homme, il s'agit dans 90 % des cas d'une urétrite aiguë (chaude-pisse).
Chez la femme, elle est asymptomatique dans 60 à 90 % des cas. Sinon : forme frustre.

Site de prélèvement

Chez l'homme : méat et urètre.
Chez la femme : urètre, endocol et glandes de skène et bartholin.

Diagnostic

Examen direct : très nombreux polynucléaires altérés et cocci Gram négatifs en diplocoques intracellulaires.

Traitement

Production de bêta-lactamases, donc céphalosporines de 3e génération ou fluoroquinolones.
La recherche de gonocoques et de *Chlamydiæ* doit être simultanée (co-infections).

Ulcérations cutanéo-muqueuses

Il s'agit des syphilis, chancre mou, lymphogranulomatose vénérienne, donovanose ou herpès à HSV2.

Syphilis

Clinique

Dû à *Treponema pallidum* : famille des leptospires. La syphilis primaire survient 21 jours à 3 mois après contamination sexuelle.
La lésion primaire est un chancre unique, indolore, propre, induré, au niveau du sillon balano-préputial, souvent présence d'une adénopathie satellite.

Diagnostic

Exsudat d'un chancre, puis examen au microscope à fond noir : spirochètes, traversant « majestueusement » le champ du microscope.
Pas de mise en culture pour ce germe. L'essentiel du diagnostic se fait donc à l'aide d'une technique de diagnostic indirect : la sérologie.
Sérodiagnostic :
- VDRL : antigène non-tréponémique ;
- TPHA (hémagglutination) ;
- et FTA (immunofluorescence).

Traitement

Antibiothérapie par voie générale : *Pénicilline* G, en IM.

Chancre mou

Clinique

Dû à *Hœmophilus ducreyi.*
Incubation courte : 4 à 10 jours.
Ulcères : multiples, douloureux, non indurés, sales. L'adénite inflammatoire peut évoluer vers un bubon.

Diagnostic

Mise en évidence du germe à partir du prélèvement par grattage des berges.
Bacille intraleucocytaire bipolaire.
Culture indispensable, pas de sérologie pour le moment.

Traitement

Céphalosporines de 3ᵉ génération, fluoroquinolones, *Bactrim*, macrolides.

Primo-infection à Herpes Simplex Virus 2

Clinique

Incubation : 3 à 7 jours.
Au cours de la primo-infection : fièvre, myalgies ; puis apparition de vésicules groupées sur une base érythémateuse.
Chez la femme : col et vulvo-vaginite.
Chez l'homme : fourreau ou gland.

Diagnostic

Nécessite de ponctionner la vésicule ou de racler son plancher. L'utilisation d'un milieu de transport spécifique est indispensable.

Traitement

Aciclovir (*Zovirax*) 10 jours (primo-infection) ou 5 jours (récurrence).

Conduite à tenir IDE

Accueil du patient

Recueil des observations participant à la bonne connaissance de la santé du patient (interrogatoire ciblé, prise des constantes hémodynamiques et respiratoires).

Prise de constantes

Fréquence cardiaque (FC), pression artérielle (PA), poids, température, réalisation du bilan avec ECG initial selon prescription médicale écrite.

Mise en route du traitement

Surveillance de la compliance, tolérance et efficacité du traitement médicamenteux.

Ne pas oublier les milieux de transport spécifiques, souvent indispensables. En effet, la recherche de *chlamydiae trachomatis* ne peut être réalisée que si le prélèvement est placé dans un milieu permettant la survie du germe jusqu'au laboratoire puis sa culture. Ces milieux de transport spécifiques sont généralement fournis par le laboratoire.

11. Tétanos

Bactériologie/Clinique

Généralités

L'agent responsable est le *Clostridium tetanii*. Il se retrouve notamment dans le sol où il peut persister très longtemps sous forme de spore. Il pénètre à l'occasion d'une petite blessure, mais ne diffuse pas. Il va par contre produire une toxine neurotrope, qui va migrer le long du système nerveux central, bloquer les neurotransmetteurs et être à l'origine de toute la symptomatologie. Grâce à la vaccination, cette infection est devenue très rare en France. L'incubation dure entre 5 jours et 15 jours. Le premier signal est une contracture de la mâchoire (Trismus) en dehors de toute fièvre, qui évolue ensuite vers une hypertonie généralisée, avec contracture abdominale, raideur de nuque, crise paroxystique au cours de l'examen clinique, en opisthotonos.

Éléments de mauvais pronostic

- Durée d'incubation courte (< 7–10 jours), durée d'invasion rapide (< 36–48 heures), rapidité de la généralisation des contractures (< 2 jours).
- Nature de la porte d'entrée (plaie ancienne, tétanos ombilical).
- Présence de paroxysmes : plus grave si spontanés, fréquents, cloniques.
- Complications respiratoires.
- Importance des signes neurovégétatifs, fièvre > 38,5 °C, sujets âgés, tares associées, pouls > 120/min chez l'adulte, > 150/min chez l'enfant.

Complications

Complications précoces

Spasme laryngé, blocage des muscles respiratoires, fausse route, arrachement musculo-ligamentaire, syndrome dysautonomique sont liés au tétanos.

Infections thromboemboliques et ulcère de stress résultent du traitement.

Complications secondaires

- Amaigrissement considérable.
- Complication de la trachéotomie et de la ventilation assistée.
- Séquelles fonctionnelles ostéoarticulaires (rétractions musculo-tendineuses, tassements vertébraux, paraostéoarthropathie : ossification péri-articulaire).
- Troubles trophiques.

Principes thérapeutiques

Traitement

- Traitement de la porte d'entrée, après sérothérapie pour éviter la diffusion de la toxine.
- Sérothérapie à doses curatives par voie parentérale par gammaglobulines antitétaniques (antitoxines) en intramusculaire.
- Débuter la vaccination antitétanique (anatoxine) car maladie non immunisante à distance du point d'injection des gammaglobulines à J1, J30, puis rappel à 1 an.

Mesures associées en cas de tétanos généralisé

- Hospitalisation en réanimation en urgence.
- Intubation et ventilation assistée.
- Isolement sensoriel : chambre individuelle, faiblement éclairée, avec manipulations prudentes.
- Sédatifs, myorelaxants : benzodiazépine, myorelaxants type diazépam *Valium*, à fortes doses par voie parentérale; barbituriques, phénobarbital *Gardénal* par voie parentérale.
- Réhydratation hydroélectrolytique avec du glucosé et des polyvitamines.
- Renutrition : entérale continue à la sonde gastrique (hypercalorique, hyperprotidique).
- Prévention des complications thrombo-emboliques.
- Nursing : matelas alternatif, soins d'yeux et de bouche, kinésithérapie pour éviter les attitudes vicieuses, aspiration pharyngo-trachéale.
- Prévention de l'ulcère de stress par des inhibiteurs de la pompe à protons.
- Prévention des décompensations de tares.
- Déclaration obligatoire à la DDASS.

Conduite à tenir IDE

Accueil du patient

Recueil des observations participant à la bonne connaissance de la santé du patient (interrogatoire ciblé, prise des constantes hémodynamiques et respiratoires).

Prise de constantes

Fréquence cardiaque (FC), pression artérielle (PA), poids, température, réalisation du bilan avec ECG initial selon prescription médicale écrite.

Mise en route du traitement

Surveillance de la compliance, tolérance et efficacité du traitement médicamenteux.

12. Méningites bactériennes : Neisseria meningitidis, Hæmophilus, Listeria

Le syndrome méningé est une urgence médicale qui impose une ponction lombaire dès qu'une méningite est suspectée.
En cas de méningite bactérienne, une antibiothérapie probabiliste doit être mise en route en urgence. Pour orienter l'antibiothérapie, il faut tenir compte de l'interrogatoire, de l'aspect du LCR et de l'âge du patient, car il existe une corrélation entre l'âge et les germes en cause.
Chez l'enfant, l'adolescent et l'adulte, il faut penser en priorité à trois germes : *N. meningitidis, S. pneumoniæ* et *Listeria monocytogenes.*

Méningite à méningocoque

Clinique

Début brutal, le tableau méningé est souvent franc. Les signes de localisation sont rares. La présence d'éléments purpuriques est très évocatrice, c'est la première étiologie des purpuras fulminans, de même que les arthralgies, mais elles sont souvent masquées par le syndrome méningé.

Biologie et bactériologie

L'hyperleucocytose sanguine est habituelle. La polynucléose et les anomalies chimiques du LCR varient selon la précocité de la ponction lombaire (PL), mais classiquement c'est une méningite purulente.
Examen direct et mise en culture.
N. meningitidis est un cocci Gram négatif, classiquement en « grain de café ». C'est un germe fragile qui croît sur milieux enrichis et en présence de CO_2.
Parallèlement, on pourra rechercher les antigènes solubles dans le sang, les urines et le LCR. C'est une bactérie capsulée, possédant une capsule polysaccharidique permettant de distinguer 13 sérogroupes. Les souches de sérogroupe B sont les plus fréquentes en France, suivi du groupe C.

Cette capsule induit la production d'anticorps protecteurs qui est la base de la vaccination anti-méningococcique. Malheureusement, le polysaccharide B n'est pas immunogène du fait d'une parenté antigénique avec certains antigènes du cerveau.
N. meningitidis est une bactérie strictement humaine, retrouvée dans le rhinopharynx des porteurs sains (10 à 20 % de la population en période hivernale). À partir de ce portage, la bactérie peut passer dans le sang dans un faible pourcentage des cas et gagner les méninges produisant une méningite. La bactérie se transmet par voie aérienne d'où le risque épidémique. Cette infection touche environ 500 personnes par an en France avec un pic en hiver.

Traitement

Il repose sur l'utilisation de bêta-lactamines : amoxilline.
On doit mettre en œuvre une antibioprophylaxie dans l'entourage du patient : la rifampicine est l'antibiotique de choix.
Il s'agit d'une maladie à déclaration obligatoire.
Il faut envoyer la souche au Centre national de référence de Pasteur.

Méningite à pneumocoque *(Streptococcus pneumoniæ)*

Le pneumocoque est un cocci Gram positif en diplocoque.

Physiopathologie, clinique et biologie

Elles sont très proches de la méningite à méningocoque. Il faut cependant penser plus spécifiquement au pneumocoque devant :

- un antécédent de traumatisme crânien ou de chirurgie de la base du crâne ;
- une rhinorrhée, une otite, une sinusite ou une pneumopathie associée ;
- une immunodépression : splénectomie, VIH.

Le début clinique est brutal avec présence de signes neurologiques.

Traitement

Le traitement repose sur l'association de vancomycine + céphalosporine de 3e génération en première intention.

Hæmophilus influenzæ b

Entre 3 mois et 3 ans, l'étiologie bactérienne principale des méningites est *l'Hœmophilus influenzœ* b.

Clinique

La progression de la méningite à HI est souvent plus lente que celle à méningocoque ou à pneumocoque. Le début peut être masqué par des signes d'infection ORL concomitante. Des convulsions sont fréquentes. La séquelle à redouter chez ces enfants : la surdité.

Biologie et bactériologie

L'hyperleucocytose sanguine est habituelle. La polynucléose et les anomalies chimiques du LCR varient selon la précocité de la PL, mais classiquement c'est une méningite purulente.
Examen direct et mise en culture.
Hœmophilus influenzœ est un bacille à Gram négatif, fragile, croissant sur milieux enrichis.
On peut rechercher dans le sang, les urines et LCR, le polyoside capsulaire b. HI possède en effet lui aussi une capsule polysaccharidique avec 6 sérotypes (a, b, c, d, e et f). Le b est le principal responsable des infections invasives (méningite, septicémie, pneumonie, etc.). Les autres sont surtout responsables d'otites. Il existe un vaccin contre les souches de sérotype de b et depuis l'introduction de ce vaccin chez le nourrisson, on a pu constater une très forte diminution des infections invasives à HI de sérotype b.
Hœmophilus Influenzœ est une bactérie strictement humaine, transmise par voie aérienne. Le portage rhino-pharyngé est répandu chez le jeune enfant (jusqu'à 50 % de portage avant 2 ans). Les bactéries colonisant le rhino-pharynx peuvent induire des infections ORL très fréquentes et parfois pulmonaires (otites, sinusites, épiglottites, pneumonies). Les bactéries peuvent disséminer par voie hématogène chez quelques enfants, donnant parfois des septicémies, des méningites et éventuellement des arthrites.

Traitement

Céphalosporines de 3e génération, car production de bêta-lactamases.
Prophylaxie primaire : vaccination.
Prophylaxie secondaire : rifampicine : sujets contacts et collectivités.

Streptocoque du groupe B, Listeria monocytogenes et E. coli K1

Infection chez les enfants de moins de 3 mois : streptocoque du groupe B, *Listeria monocytogenes* et *E. coli K1*.

Contexte

Listeria monocytogenes (la listériose) se voit à tout âge. L'âge avancé, la grossesse, l'éthylisme, les déficits immunitaires (corticothérapie, chimiothérapie) sont des facteurs prédisposant (pas le VIH).

Clinique

Typiquement : rhombencéphalite avec un syndrome méningé.
Le début est progressif, en association avec des signes d'atteinte du tronc cérébral, en particulier, on note une paralysie de un ou plusieurs nerfs crâniens (risque de séquelles).

Biologie

Classiquement : monocytose sanguine et rachidienne.
En pratique : hyperleucocytose sanguine à polynucléaires neutrophiles et hypercellularité du liquide céphalo-rachidien avec une formule panachée : PN et lympho en proportions proches. Peut être purulent ou lymphocytaire ...
Hyperprotéinorachie et hypoglycorachie : souvent nettes.

Bactériologie

Examen direct et mise en culture.
Listeria monocytogenes est un bacille à Gram positif, résistant aux conditions hostiles, croissant sur milieux ordinaires et même à + 4 °C. Il est saprophyte, largement présent dans l'environnement (sol, eaux, etc.).
L'homme se contamine à partir de son alimentation (crudités, fromages non pasteurisés). Les bactéries ingérées avec la nourriture contaminée traversent l'intestin, gagnent le foie, puis le système nerveux central par voie hématogène. L'atteinte prédomine au niveau du tronc cérébral, la méningite survenant par ouverture dans les méninges de un ou plusieurs abcès. On recense 150 cas par an.

Traitement

Résistance naturelle aux céphalosporines de 3e génération : amoxicilline (idéalement, bithérapie en rajoutant un aminoside : la gentamicine).
Prophylaxie : attention à la nourriture (femme enceinte).

Conduite à tenir IDE

Patient hospitalisé pour infections à Listéria

Accueil du patient

Recueil des observations participant à la bonne connaissance de la santé du patient (interrogatoire ciblé, prise des constantes hémodynamiques et respiratoires).

Dépister les dysfonctionnements neurologiques et les premières manifestations neuro-méningées, puis surveiller l'état de conscience.

Prise de constantes

Fréquence cardiaque (FC), pression artérielle (PA), poids, température, réalisation du bilan avec ECG initial selon prescription médicale écrite, assurer les prélèvements à visée diagnostique (hémoculture et aide à la réalisation de la ponction lombaire).

Mise en route du traitement

Surveillance de la compliance, tolérance et efficacité du traitement médicamenteux.

13. Infections fongiques

Les trois pathologies fongiques les plus fréquentes chez les patients hospitalisés en France sont :
- les candidoses systémiques ;
- les aspergilloses ;
- les cryptococcoses.

Candidoses systémiques

Généralités

L'agent pathogène le plus souvent en cause est le *Candida albicans*; c'est une levure retrouvée souvent sans conséquence chez les patients non-immunodéprimés, notamment dans les prélèvements ORL, vaginaux ou urinaires.
Mais il peut être à l'origine de réelles infections chez les patients immunodéprimés, notamment ceux infectés par le VIH.

Tableaux cliniques

Infection urinaire à *Candida*

Elle survient le plus souvent chez des patients avec une sonde urinaire colonisée à Candida. Le traitement antifongique est rarement justifié; le changement de la sonde est conseillé. Elle peut également survenir chez des patients neutropéniques ou chez les patients diabétiques. Là aussi, le traitement antifongique n'est pas systématique.

Candidémies

À l'origine d'environ 10 % des septicémies hospitalières, elles surviennent souvent chez des patients très immunodéprimés et/ou en fin de vie. Classiquement, on considère qu'une première hémoculture à *Candida* s'accompagne d'une mortalité de 70 %.

Infections intra-abdominales à *Candida*

Elles surviennent souvent dans le cadre des péritonites postopératoires, chez des patients ayant déjà reçu des antibiotiques, ce qui a sélectionné les levures dans leur tube digestif.

Candidose œsophagienne

Les formes non compliquées se résument à de simples brûlures rétrosternales.
Les formes compliquées peuvent aboutir à une perforation œsophagienne; elles ne surviennent que chez les patients très immunodéprimés.

Diagnostic

Les *candidas* sont des levures qui se cultivent très facilement. Les prélèvements doivent être envoyés au laboratoire de mycologie-parasitologie.

Traitement

Le traitement de première intention de ces infections à *Candida* est le fluconazole (*Triflucan*), celui de deuxième intention est l'amphotéricine B, et celui de dernière intention est la Caspofungine (*Cancidas*).

Aspergilloses

Généralités

L'agent pathogène le plus souvent en cause est l'*Aspergillus fumigatus*.
Il s'agit d'un champignon filamenteux survivant longtemps dans le milieu extérieur, sous forme de spores. La contamination peut se faire à l'occasion de travaux dans le bâtiment, provoquant le déplacement puis l'inhalation de milliers de spores. Mais aussi à partir des plantes en pot, voire de l'alimentation, notamment les sachets de thé.
C'est une infection très grave, survenant chez les patients ayant une neutropénie très prononcée ou une corticothérapie très prolongée.

Tableaux cliniques

Aspergillose invasive

Il peut y avoir, suite à dissémination par voie hématogène, une atteinte de très nombreux organes : poumon, œil, cerveau, rein, voire os. La forme la plus fréquente est l'infection pulmonaire. Il faudra y penser devant l'association d'une pneumopathie ne cédant pas aux antibiotiques, avec hémoptysies, chez un patient immunodéprimé.

Aspergillome

C'est une complication rare, mais classique de la tuberculose. Au cours de la tuberculose, des abcès très spécifiques appelés cavernes peuvent se créer. Lorsque le patient guérit de sa tuberculose, ces cavernes laissent des cavités vides, en place dans le poumon. Ces cavités pourront alors être colonisées par des spores inhalées à un moment donné par le patient. Ces aspergillomes sont le plus souvent asymptomatiques, et ne seront découverts qu'à l'occasion d'une complication (hémoptysie) ou d'un examen d'imagerie (image en grelot à la radiographie du thorax).

Diagnostic

C'est l'association plus ou moins complète de signes radiologiques, notamment au scanner, d'une sérologie positive et d'une mise en culture positive : examen cytobactériologique des crachats, ou aspiration bronchique, ou lavage broncho-alvéolaire, voire biopsie bronchique.

Traitement

C'est souvent l'association d'un traitement antifongique par amphotéricine B et d'un traitement chirurgical, pour retirer les foyers biens systématisés ou mal situés.

Cryptococcoses

Généralités

Le principal agent pathogène est *Cryptococcus neoformans*. La contamination se fait par l'inhalation de spores présentes dans la poussière. Celles-ci colonisent l'arbre bronchique, puis les levures disséminent, notamment vers le système nerveux central. L'infection ne peut se développer que si le patient est profondément immunodéprimé, presque exclusivement au cours des infections par le VIH, où il constitue un des principaux agents opportunistes.

Tableaux cliniques

Méningite à cryptocoque

Il s'agit en fait d'une méningo-encéphalite, avec une évolution généralement très lente. Sans traitement, l'évolution est fatale. Sous traitement, le pronostic fonctionnel dépend de la gravité de l'atteinte du système nerveux central.

Cryptococcose disséminée

Il s'agit d'une forme rare et très grave, pouvant se réaliser chez les patients infectés par le VIH. Tous les organes peuvent être touchés.

Diagnostic

À suspecter devant tout trouble neurologique chez un patient atteint du Sida.

Au cours de la ponction lombaire, l'examen direct lors d'une coloration à l'encre de Chine met en évidence une levure capsulée. Il faut également rechercher en parallèle la présence d'antigènes cryptococciques dans le sang et dans le liquide céphalo-rachidien.

Traitement

C'est l'association d'un rétablissement de l'immunité (remontée du taux de CD4 chez les patients infectés par le VIH) et d'un traitement antifongique, notamment par amphotéricine B.

Conduite à tenir IDE

Accueil du patient

Recueil des observations participant à la bonne connaissance de la santé du patient (interrogatoire ciblé, prise des constantes hémodynamiques et respiratoires).

Prise de constantes

Fréquence cardiaque (FC), pression artérielle (PA), poids, température, réalisation du bilan avec ECG initial selon prescription médicale écrite.

Mise en route du traitement

Surveillance de la compliance, tolérance et efficacité du traitement médicamenteux.

Ne pas oublier de protéger les services en cas de travaux proches, et interdire les plantes en pot dans les chambres, ainsi que les sachets de thé faits « maison ».

14. Paludisme

Généralités

Toute fièvre au retour des tropiques doit faire suspecter un paludisme. Le principal agent en cause est le *P. falciparum*. Plus de deux milliards de sujets sont exposés dans le monde. Le parasite est transmis par une piqûre de moustique (l'anophèle), surtout le soir ou la nuit. Il n'existe pas d'immunité naturelle, le seul moyen de protection connu est donc de se protéger contre les piqûres de moustique dans les pays où le paludisme est endémique. La forme la plus grave du paludisme est l'accès palustre grave ou neuropaludisme.

Clinique du neuropaludisme

Il faut évoquer un neuropaludisme devant un patient revenant des tropiques avec :

- un début brutal;
- une forte température;
- une agitation, une obnubilation, des hallucinations, un coma et une abolition des réflexes ostéo-tendineux.

Examens complémentaires

- Frottis sanguin et goutte épaisse en urgence : pour le diagnostic d'espèce et la parasitémie.
- NFS : à la recherche d'un Hb < 6 g/dL.
- Bilirubinémie totale : voir si > 50 µmol/L.
- Créatinémie : signe de gravité si > 260 µmol/L (insuffisance rénale fonctionnelle).
- Glycémie : grave si < 2,2 mmol/L.
- Gaz du sang : grave si pH < 7,25.
- TP/TCA : recherche d'une CIVD.
- Transaminases : recherche d'une cytolyse hépatique.

Facteurs de mauvais pronostic

Ces facteurs sont les suivants : un retard diagnostic et thérapeutique, un coma d'emblée, un état de mal convulsif, une hypertonie paroxystique, une abolition des ROTS, une fièvre à 40 °C, un pouls > 200/min, une hépatomégalie, OAP lésionnel, un état de choc, la splénectomie, mais pas la splénomégalie, une immunodépression et la grossesse.

Principes du traitement

- Hospitalisation en urgence en réanimation, car le pronostic vital est en jeu.
- Pose d'une voie veineuse périphérique et réhydratation hydroélectrolytique.
- Traitement spécifique par de la quinine, par voie parentérale, intraveineuse : une perfusion lente de 4 heures, 8 mg/kg/8 heures sans dépasser 1,5 g, dilué dans du glucose à 5 %, pendant 5 jours.
- Oxygénothérapie à fort débit : 6 L/min, adaptée aux gaz du sang, mais intubation et ventilation assistée au moindre problème.
- Antipyrétique.
- Nursing.
- Si besoin : anticonvulsivants.

Surveillance

Constantes

Fréquence cardiaque, tension artérielle, température, diurèse.

Clinique

État neurologique : conscience, convulsions, tonus, ROTS.
Auscultation cardio-pulmonaire, palpation des mollets, volume hépatique, poids, état d'hydratation, effets indésirables du traitement.

Biologique

Frottis sanguin tous les jours pour parasitémie.
NFS, plaquettes, hémoglobine, hématocrite, haptoglobine.
Hémostase : TP/TCA/fibrinogène, ionogrammes sanguins et urinaires, fonction rénale, glycémie, quininémie, bilan hépatique.
ECG.

Conduite à tenir IDE

Accueil du patient

Recueil des observations participant à la bonne connaissance de la santé du patient (interrogatoire ciblé, prise des constantes hémodynamiques et respiratoires).

Prise de constantes

Fréquence cardiaque (FC), pression artérielle (PA), poids, température, réalisation du bilan avec ECG initial selon prescription médicale écrite.

Mise en route du traitement

Surveillance de la compliance, tolérance et efficacité du traitement médicamenteux.

15. Mononucléose infectieuse

La MNI est due au virus d'Epstein-Barr.

Clinique

Il peut exister une angine pseudo-membraneuse, mais qui ne touchera pas la luette, contrairement à la diphtérie.
Par ailleurs, on note une éruption maculo-papuleuse (spontanée ou après une prise d'ampicilline), une splénomégalie, un ictère, des adénopathies, un énanthème du voile du palais.

Biologie

Présence d'un syndrome mononucléosique.
Ce syndrome est dû à la présence de grands lymphocytes atypiques, hyperbasophiles qui sont des lymphocytes T activés au contact d'un antigène (viral, bactérien, parasitaire ou encore médicamenteux).
Les principales étiologies de ce syndrome sont : EBV, CMV, VIH, toxoplasmose, médicamenteux, divers (brucellose, syphilis secondaire, etc.).

Principes thérapeutiques

Le traitement est symptomatique avec repos au lit principalement.

Conduite à tenir IDE

Accueil du patient

Recueil des observations participant à la bonne connaissance de la santé du patient (interrogatoire ciblé, prise des constantes hémodynamiques et respiratoires).

Prise de constantes

Fréquence cardiaque (FC), pression artérielle (PA), poids, température, réalisation du bilan avec ECG initial selon prescription médicale écrite.

Mise en route du traitement

Surveillance de la compliance, tolérance et efficacité du traitement médicamenteux.

Par ailleurs, le patient doit être soumis à un isolement respiratoire avec port de masque obligatoire tant qu'il n'y a pas eu deux prélèvements de gorge successifs négatifs.

16. Varicelle

Épidémiologie/Clinique

L'agent responsable est le VZV : le virus de la varicelle et du zona. C'est une maladie très contagieuse et extrêmement répandue : plus de 90 % de prévalence dans la population adulte. La contamination est interhumaine, par la salive avant l'éruption, puis à partir des vésicules. La période d'incubation est de 14 jours. Il faudra l'évoquer devant un jeune enfant vivant en collectivité présentant une éruption d'allure et d'évolution caractéristique (coexistence d'éléments d'âge différents sur un même territoire), avec un fort caractère prurigineux, l'absence de fièvre élevée, et quelques petites adénopathies.

Diagnostic

La forme commune ne nécessite aucun examen complémentaire : son diagnostic est clinique.
Les examens complémentaires ne seront prescrits que dans les formes sévères et les formes atypiques. En cas de forme sévère : effectuer un prélèvement du liquide vésiculaire, voire une recherche du virus dans les biopsies.
Principes du diagnostic en laboratoire :
- culture virale (culture cellulaire, mise en évidence d'un effet cytopathogène caractéristique du virus, identification confirmée à l'aide d'anticorps monoclonaux);
- mise en évidence d'antigènes viraux (immunofluorescence);
- PCR (détection du génome particulièrement dans le LCR);
- sérologie (technique ELISA).

Complications

Les deux principales complications sont :
- une surinfection bactérienne, principalement à staphylocoque doré, pouvant aller jusqu'à la cellulite;
- une ataxie cérébelleuse, de très bon pronostic. Elle ne se voit que chez l'enfant qui guérit spontanément en une quinzaine de jour et survient dans 5 cas sur 1 000.

Varicelle et grossesse

Lorsque la mère n'a pas fait la varicelle : pas de contact entre la femme enceinte et l'enfant.
Risques encourus :

- pour la mère : la pneumopathie varicelleuse, gravissime, dont la mortalité est de l'ordre de 10 % ;
- au cours des 20 premières semaines de grossesse : risque d'embryofœtopathies (2 %) ;
- lorsque la varicelle se déclare chez la mère 5 jours avant ou 10 jours après l'accouchement, une virémie peut provoquer une varicelle maligne congénitale.

Principes thérapeutiques

Forme commune de la varicelle

Éviction scolaire jusqu'à la disparition de la dernière vésicule.
Lutte contre le grattage et ses conséquences : antihistaminique, coupe des ongles, hygiène des mains.
Assèchement des croûtes.

Forme grave de la varicelle

Aciclovir, *Zovirax*, pendant 10 jours.

Conduite à tenir IDE

Seuls de rares cas de varicelles sont hospitalisés. Il y a hospitalisation si le terrain est à risque (femme enceinte, patient immunodéprimé) ou si l'on a affaire à des formes graves de la varicelle (atteinte du système nerveux central, pneumopathie varicelleuse).

Accueil du patient

Recueil des observations participant à la bonne connaissance de la santé du patient (interrogatoire ciblé, prise des constantes hémodynamiques et respiratoires).

Prise de constantes

Fréquence cardiaque (FC), pression artérielle (PA), poids, température, réalisation du bilan avec ECG initial selon prescription médicale écrite.

Mise en route du traitement

Surveillance de la compliance, tolérance et efficacité du traitement médicamenteux.

17. Hépatites virales

Épidémiologie/Clinique

L'hépatite virale correspond à une inflammation du foie

Cette inflammation est secondaire à la réponse immune qui, elle-même, est la réponse à une agression virale.

L'anatomopathologie est commune aux diverses formes : association de lésions hépatocytaires, d'un infiltrat inflammatoire, d'une prolifération kupfferienne et des signes de régénération.

Hépatite virale aiguë

Devant une suspicion d'hépatite virale aiguë, il faut rechercher à l'interrogatoire :

- un séjour probable en zone de forte endémie;
- un risque oro-fécal (boisson...);
- un risque de transmission sanguine (tatouage, piercing, etc.).

Devant une suspicion d'hépatite virale aiguë, il faut rechercher à l'examen clinique :

- une asthénie, une anorexie, des arthralgies, des douleurs abdominales, un fébricule et un prurit ou un urticaire;
- des signes de troubles de la sécrétion de la bilirubine : un ictère, aussi bien un subictère conjonctival (coloration isolée des muqueuses conjonctivales) qu'une franche coloration de la peau, des selles décolorées et des urines foncées.

Hépatite virale chronique

Devant une suspicion d'hépatite virale chronique, il faut rechercher à l'examen clinique :

- des signes d'une hépatopathie chronique : foie ferme augmenté de volume;
- des signes d'insuffisance hépatocellulaire : érythrose palmaire, angiomes stellaires, etc.;
- des signes d'hypertension portale : splénomégalie, ascite, circulation collatérale abdominale.

Devant une suspicion d'hépatite virale chronique, la biologie doit mettre en évidence :

- l'existence d'un hypersplénisme : thrombopénie, neutropénie;
- l'existence d'une insuffisance hépatocellulaire : baisse du facteur V et de l'albumine;

- une augmentation des transaminases. Cependant, des transaminases normales n'éliminent pas le diagnostic d'hépatopathie chronique.

À la ponction biopsie hépatique, l'examen histologique précisera l'importance de l'activité et le degré de fibrose. L'activité est évaluée sur l'existence d'une nécrose hépatocytaire et sur l'importance de l'infiltrat inflammatoire. Calcul des scores de Knodell et Metavir.

Hépatite A

Elle est liée au manque d'hygiène, aux mains sales; la transmission est oro-fécale. L'incubation est de courte durée. Le diagnostic repose sur la mise en évidence des anticorps anti-VHA. Les IgM signent l'infection récente; les IgG, une immunité installée.

Il est avant tout préventif et comporte principalement des mesures d'hygiène. Pour les sujets non immunisés se rendant en terrain de forte endémie, une immunisation d'une durée de 3 mois par injection intramusculaire d'immunoglobulines pourra être proposée.

Hépatite B

La transmission s'effectue par voie sanguine, sexuelle, parentérale ou materno-fœtale. L'incubation est de 60 à 120 jours. Le passage à la chronicité est révélé par la persistance de l'antigène HBs plus de 6 mois. Les anticorps anti-HBs témoignent d'une guérison ou d'une vaccination. Les anticorps anti-HBc de type IgM signent une infection récente, ceux de type IgG signent une immunité installée. Les antigènes HBe signent une réplication du virus. Les anticorps anti-HBe signifient une absence de réplication.

Hépatite C

La transmission se fait par voie sanguine. L'incubation est de 6 à 8 semaines. Il y a 80 % de chronicisation. Le diagnostic est posé par Elisa, PCR et charge virale.

Principes du traitement

L'indication du traitement en cas d'infection chronique sera fonction des lésions hépatiques.

Le traitement curatif varie en fonction du virus infectant :

- *HBV* : interféron ou lamivudine;
- *HCV* : association interféron et ribavirine;
- *HDV* associé au *HBV* : interféron à hautes doses.

En cas d'hépatite aiguë, aucun traitement n'est indiqué; les seules mesures utiles sont l'arrêt de toutes boissons alcoolisées et de tous les médicaments potentiellement hépatotoxiques.

☛ *Le traitement préventif est fondamental.*

Conduite à tenir IDE

Accueil du patient

Recueil des observations participant à la bonne connaissance de la santé du patient (interrogatoire ciblé, prise des constantes hémodynamiques et respiratoires).

Prise de constantes

Fréquence cardiaque (FC), pression artérielle (PA), poids, température, réalisation du bilan avec ECG initial selon prescription médicale écrite.

Mise en route du traitement

Surveillance de la compliance, tolérance et efficacité du traitement médicamenteux.

Empêcher la transmission nosocomiale est primordial : isolement septique +++, par exemple, acheminement des prélèvements sanguins sous double emballage hermétique, désinfection des sanitaires après chaque selle, etc.

Il faut également expliquer au patient les modes de transmission et les mesures de précaution qui en découlent.

PARTIE

Examens complémentaires

18. Examen cytobactériologique des urines (ECBU)

Généralités

Lorsqu'on recherche une infection du tractus urinaire, qu'il s'agisse d'une infection basse ou haute, l'examen de première intention est l'Examen cytobactériologique des urines (ECBU). L'ECBU est un examen qui n'est simple qu'en apparence.

Quatre types de circonstance conduisent à pratiquer un ECBU :

- symptomatologie urinaire présente et patente : dysurie, pollakiurie, pesanteur vésicale, hématurie macroscopique ;
- symptomatologie urinaire présente et évocatrice : incontinence urinaire, douleurs lombaires, hyperthermie associée à un autre signe d'infection urinaire ;
- symptomatologie urinaire absente ou trompeuse : femme âgée, patient diabétique ;
- systématique : femme enceinte, bilan pré-opératoire urologique ou gynécologique, contrôle post-thérapeutique.

Connaître les circonstances anatomo-cliniques amenant à la réalisation d'un ECBU

Identifier notamment les cas suivants :

- patient procédant lui-même au prélèvement ;
- patient sondé ;
- nourrisson ;
- urétérostomie ;
- patient immunodéprimé ;
- recherche de mycobactéries.

Cas du patient procédant au prélèvement

Si le patient réalise le prélèvement lui-même : il doit procéder au lavage hygiénique des mains, à une toilette soigneuse au savon de la région vulvaire chez la femme et du méat chez l'homme, suivie d'un rinçage.

Lors du recueil : éliminer le premier jet (20 mL), recueillir les 20 mL suivants et ne pas toucher les bords supérieurs du récipient.

Porter immédiatement le récipient au laboratoire en précisant l'heure du prélèvement; en cas d'empêchement momentané (+ 4 °C/tube avec conservateur) : tampon borate empêchant la multiplication bactérienne et réduction de la cytolyse.

Cas du patient sondé à demeure

Si le patient est sondé à demeure : ne prélever en aucun cas dans le sac collecteur.

Pour faire le recueil : pratiquer une ponction dans la paroi de la sonde après désinfection (lors d'un changement de sonde, il est préférable de recueillir l'urine à partir de la nouvelle sonde).

Cas du nourrisson

Si le patient est un nourrisson, on doit utiliser un collecteur stérile spécifique.

Si l'enfant n'a pas uriné après 30 min, changer le collecteur.

En cas d'urétérostomie

Procéder à un nettoyage soigneux de la stomie, puis utiliser un collecteur stérile.

En cas de ponction sus-pubienne

Désinfecter soigneusement les téguments.

Pratiquer la ponction de l'urine directement dans la vessie.

En cas de cathétérisme urétéral

Rein droit et rein gauche : après désinfection de l'extrémité de la sonde, on recueille quelques millilitres chez un patient en décubitus latéral ayant toussé à plusieurs reprises.

En cas de recherche de mycobactéries

Totalité de la première miction du matin, trois jours de suite.

Urines du premier jet (après éventuel massage prostatique)

Infection urétrale ou prostatique, en particulier lors de recherche des infections à *Chlamydiæ* et mycoplasme.

Connaître les principales espèces microbiennes responsables d'infections du tractus urinaire

Ville et hôpital

Première cause : un bacille à Gram négatif : le *Escherichia coli* : 53 %. Mais plus de 80 % si le patient vient de chez lui.

Autres étiologies

- Les autres entérobactéries, exemple : *Klebisella pneumoniæ*.
- Le *S. aureus*.
- Le staphylocoque *Saprophyticus*. Attention, il s'agit d'un Staphylocoque blanc, et pourtant, c'est une des principales causes d'infection urinaire chez la femme jeune.
- *Enterococcus fæcalis*.

Savoir interpréter les différents résultats des ECBU

$< 10^3$ bactéries/mL : absence probable d'infection.

$> 10^5$ bactéries/mL : infection probable.

$< 10^4$ GB/mL : pas de processus inflammatoire.

$> 10^4$ GB/mL : présence d'un processus inflammatoire.

La présence de plusieurs germes indique que le prélèvement a été contaminé par la flore fécale ou vaginale; un nouvel ECBU doit être effectué.

Conduite à tenir IDE

Accueil du patient

Recueil des observations participant à la bonne connaissance de la santé du patient (interrogatoire ciblé, prise des constantes hémodynamiques et respiratoires).

Prise de constantes

Fréquence cardiaque (FC), pression artérielle (PA), poids, température, réalisation du bilan avec ECG initial selon prescription médicale écrite.

Mise en route du traitement

Surveillance de la compliance, tolérance et efficacité du traitement médicamenteux.

19. Examen cytobactériologique des urines : interprétation

Leucocyturie/mL	Bactéries/mL	Interprétation
$< 10^4$	$< 10^5$	**Pas d'infection**
$\geq 10^4$	$\geq 10^5$	**Infection urinaire**
$\approx 10^3$	$10^4 - 10^5$	**Bactériurie sans leucocyte** – Contamination du prélèvement avec mise en culture tardive – Infection débutante – Infection sur terrain particulier : femme enceinte, nourrisson, diabétique ou aplasique, immunodéprimé **Un nouveau prélèvement est nécessaire**
$\geq 10^4$	$< 10^4$	**Leucocyturie sans germe** – Infection décapitée par traitement antibiotique précoce avant prélèvement – Tuberculose urinaire : les bactéries se cultivent sur les milieux usuels – Urétrite (*Chlamydiæ*, mycoplasme), donnant des signes de cystite chez la femme – Réaction inflammatoire d'origine non infectieuse (traumatisme ou tumeur)

20. Prélèvement d'une hémoculture

Contexte

Le sang est normalement stérile. La bactériémie correspond à la présence de bactéries dans le sang. Elle est confirmée par l'isolement de un ou plusieurs germes pathogènes dans les hémocultures. Il ne faut plus utiliser l'entité clinique dénommée précédemment « septicémie », car c'était l'association de deux entités différentes : d'une part, un état bactériémique prolongé et, d'autre part, un état infectieux pouvant varier du sepsis simple au choc septique. Or, on peut avoir des bactériémies asymptomatiques et des chocs septiques sans bactériémies, on préfère donc dissocier ces deux entités.

Toute fièvre d'origine indéterminée, surtout si elle est accompagnée de signes cliniques évocateurs d'infection, doit donner lieu à la prescription d'hémocultures.

Prélèvement

Deux risques principaux : contamination microbienne du prélèvement et le risque d'AES (VIH, VHC).

Principales étapes :

- désinfection de l'opercule des flacons et du point de ponction ;
- lavage des mains du préleveur ;
- port de gants ;
- ne plus palper la veine après cette étape ;
- prélever le sang et identifier correctement l'ensemble des flacons.

Quantité de sang prélevé :

- chez un adulte : quantité de bactéries soit 1 UFC/mL, donc 20 mL est la quantité conseillée ;
- chez un enfant : quantité de bactéries plus élevée, donc 1–2 mL peuvent suffire.

Consensus : 3 hémocultures prélevées par 24 h, pas d'intervalle de temps préconisé entre deux prélèvements.

Cas particuliers de l'endocardite

La positivité des hémocultures est un des critères majeurs pour le diagnostic des endocardites infectieuses. Le caractère continu de la bactériémie, affirmé par la positivité de la majorité des hémocultures réalisées, est typique de cette infection. Les hémocultures sont négatives dans 5–15 % des cas. L'échec de l'isolement d'un microorganisme peut être dû :

- à une infection due à un microorganisme de culture difficile ;
- à une infection due à un microorganisme non cultivable ;
- à une origine non bactérienne ;
- à des techniques microbiologiques inadaptées ;
- ou le plus souvent à la prise d'antibiotiques avant les hémocultures.

Le laboratoire doit être prévenu de la suspicion d'endocardite, car il y a une prise en charge spécifique :

- 4 semaines d'incubation et non 5–7 jours ;
- coloration de Gram de tous les flacons au 7e J, au 14e J et à la fin de la période d'incubation ;
- subcultures à la fin de la période d'incubation.

En cas de prise d'antibiotiques, on peut conseiller une fenêtre thérapeutique de 2–4 jours avant de faire des hémocultures.

Interprétation d'une hémoculture positive

Cocci Gram positif : amas ou chaînette ?

- cocci Gram en amas : staphylocoque : doré ? Plutôt pathogène. Blanc ? Plutôt contamination. Rechercher une porte d'entrée cutanée ;
- cocci Gram positif en chaînette : streptocoques/entérocoques.

Si plusieurs flacons positifs : toujours penser à l'endocardite.

Si pneumocoque : penser à la pneumonie franche lobaire aiguë (PFLA).

Bacille Gram négatif : le plus souvent : *Escherichia coli*. Chercher une porte d'entrée urinaire.

Bacille Gram positif : le plus souvent : corynébactérie. Penser à une contamination.

21. Diagnostic des méningites bactériennes communautaires

Prélèvement et transport

- Ponction lombaire (PL) au niveau de L4-L5 habituellement, recueillant le liquide céphalo-rachidien (LCR).
- Avant tout traitement antibiotique.
- Conditions strictes d'asepsie.
- 2–5 mL de LCR recueillis dans des tubes stériles (volume réduit chez le nouveau-né).
- Acheminé rapidement au laboratoire (germes fragiles, diagnostic d'urgence).

Examen cytologique

Aspect macroscopique

À l'état normal, le LCR est limpide, « eau de roche ».

À l'état pathologique, le LCR peut être :

- hémorragique ;
- xanthochromique ;
- trouble (légère opalescence ou franchement eau de riz) : dû à l'augmentation des cellules nucléées dans le LCR.

On distingue :

- les méningites à liquide clair, qui indiquent des méningites tuberculeuse, virale, listériose ;
- les méningites à liquide trouble, qui indiquent des méningites bactériennes.

Examen cytologique

Évaluation quantitative : dénombrement des cellules contenues dans le LCR :

- hématies : normalement < 1/mm^3;
- éléments nucléés : normales < 5/mm^3 chez l'enfant et l'adulte, < 30/mm^3 chez le nouveau-né.

Évaluation qualitative :

- identification des éléments nucléés lorsque leur nombre est anormal;
- coloration de May-Grunwald-Giemsa sur le culot de centrifugation du LCR;
- dénombrement du pourcentage de polynucléaires, de lymphocytes et d'autres cellules (monocytes...) sur 100 cellules pour établir la formule leucocytaire.

Formule à prédominance de polynucléaires en faveur d'une méningite bactérienne.

Formule à prédominance lymphocytaire en faveur d'une méningite virale, tuberculeuse, d'une neurosyphilis, d'une leptospirose.

Formule mixte (virus, tuberculose, listériose, méningite bactérienne traitée).

Examen bactériologique

Coloration de Gram sur culot de centrifugation

Cet examen permet d'orienter le traitement.

Mise en culture

Elle doit être effectuée rapidement dès la réception du prélèvement.

Elle se fait en milieu non sélectif permettant la croissance de tous les germes (gélose, chocolat, isovitalex).

L'incubation est de 24–48 h à 37 °C, sous atmosphère permettant la croissance de tous les germes (aérobiose + 5 % de CO_2).

Les colonies sont identifiées par les caractères biochimiques et antigéniques.

Recherche des antigènes solubles

Substances antigéniques libérées par les bactéries dans le LCR, le sérum, les urines.

Détection par réaction d'agglutination sur lame de particules de latex sensibilisées par des anticorps monoclonaux dirigés spécifiquement contre les principaux germes responsables de méningites (excepté *L. monocytogenes*).

Réaction spécifique, mais peu sensible.

L'examen permet de :

- confirmer le résultat de la coloration de Gram ;
- faire le diagnostic de méningites décapitées (sujet ayant reçu des antibiotiques avant la PL).

Étiologie des méningites bactériennes en fonction de l'âge

Chez les nouveau-nés de moins de 3 mois, on rencontre les méningites bactériennes suivantes :

- streptocoque du groupe B ;
- Escherichia coli K1 ;
- Listeria monocytogenes.

Chez les enfants de 3 mois à 3 ans, on rencontre les méningites bactériennes suivantes :

- *Hæmophilus influenzæ* b (en baisse depuis la mise en place de la vaccination) ;
- Streptococcus pneumoniæ ;
- Neisseria meningitides.

Chez l'enfant, l'adolescent et l'adulte, on rencontre les méningites bactériennes suivantes :

- Neisseria meningitidis ;
- Streptococcus pneumoniæ ;
- *Listeria monocytogenes* (plus particulièrement chez les sujets âgés, immunodéprimés).

22. Examen cytobactériologique du LCR

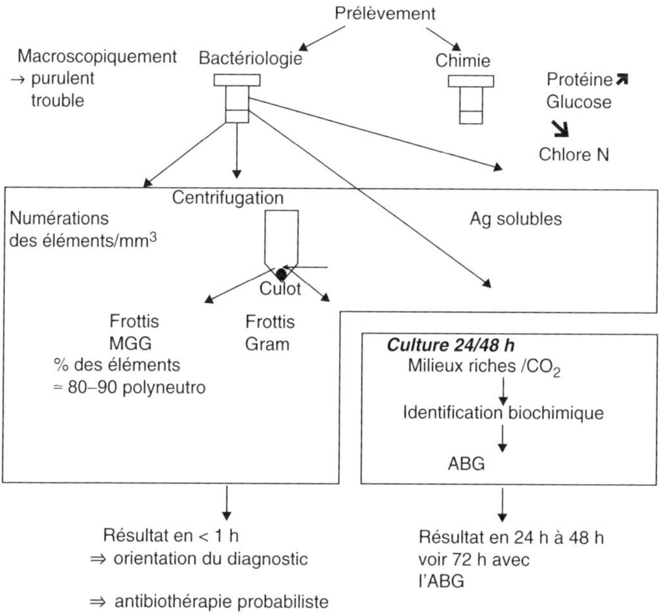

Figure 1. Étapes de l'examen cytobactériologique du LCR.

Tableau 1. Résultats normal et pathologiques de l'examen du LCR.

LCR	Aspect du LCR	Examen microscopique			Cultures	Protéines (g/L)	Glucoses (mmole s/L)	Chlorures (mmole s/L)
		Cytologie/ mm^3	Éléments prédominants	Bactéries				
Normal	Eau de roche	< 2 < 30 (N.N)	-	0		0,3	2,8	120
Méningite purulente	Trouble Louche Eau de riz	> 100	Polynucléaires 80–90 %	Cg + Cg – Bg + Bg –	Bactéries pyogènes, pneumocoque, méningocoque, *Hæmophilus*, streptocoques B, etc	> 1	Traces	Normal
Méningite à liquide clair	Clair ou opalescent	100 à 500	Panaché	Bg +	*Listeria*	> 1	Diminué	Normal
"	"	100 à 500	Lymphocytes	Ziehl + BAAR	*M. tuberculosis*	> 1	Diminué	Normal ou diminué
"	"	10 à 100	Lymphocytes	0	Virus	< 1	Normal	Normal ou diminué

23. Prélèvement pharyngé

Angine pseudomembraneuse

Diagnostic suspecté

Diphtérie (diagnostic urgent ++).

Bactériologie

Isolement sur sérum de bœuf coagulé (SBC).

Mise en évidence de la toxine (précipitation en milieu solide) ou PCR.

Angine érythémateuse ou érythématopultacée

Diagnostic suspecté

Streptococcie.

Bactériologie

Isolement sur gélose au sang, après culture groupage.

Recherche de Streptocoques A, C ou G.

Angine ulcéronécrotique

Diagnostic suspecté

Angine de Vincent.

Bactériologie

Coloration de Gram : association fuso-spirochétienne.

Angine vésiculeuse

Diagnostic suspecté

Virose.

Bactériologie

Pas de prélèvement, sauf cas particulier.

Bon pronostic et absence de thérapeutique.

☛ *Dans la plupart de ces examens, retenir tout particulièrement l'importance :*

- *des renseignements cliniques (que vous devez transmettre) ;*
- *de l'examen microscopique direct (son contenu doit toujours vous être communiqué).*

24. Diagnostic bactériologique d'une pneumonie

Contexte

Le diagnostic des pneumopathies bactériennes repose sur un faisceau d'arguments regroupant :

- la clinique : histoire de la maladie, signes fonctionnels, signes généraux, signes physiques ;
- l'imagerie : Rx de thorax face + profil et éventuellement scanner ;
- la biologie standard : NFS, CRP, GDS ;
- la bactériologie : prélèvements des sécrétions broncho-pulmonaires, hémocultures, ponction pleurale.

Examen de référence : biopsie pulmonaire au cours d'une thoracotomie.

Les différents contextes entourant les pneumopathies sont :

- les pneumopathies communautaires (= ou – BPCO) ;
- les pneumopathies nosocomiales sous ventilation assistée ;
- les pneumopathies de l'immunodéprimé.

Dans le cadre présent, le principal terrain est la pneumopathie communautaire.

Prélèvements et transport

La difficulté majeure et considérable du diagnostic des infections broncho-pulmonaires bactériennes est liée au problème de l'obtention de prélèvements des voies aériennes inférieures non contaminés par la flore oro-pharyngée. Cette dernière peut masquer les microorganismes responsables d'une infection. De plus, le pneumo peut être présent à l'état commensal dans l'oropharynx. C'est pourquoi une attention extrême doit être portée aux conditions de recueil de ces prélèvements. Il faut éviter la présence de salive susceptible de contaminer le prélèvement avec des bactéries commensales salivaires (staphylocoque à coagulase négative, corynébactérie, *Nesseiria*, streptocoque alpha-hémolytique).

Pour lutter contre cela, il existe trois techniques :

- éliminer les prélèvements dont l'examen microscopique montre une contamination salivaire évidente : présence de cellules épithéliales d'origine buccales, absence de macrophages alvéolaires et/ou de cellules bronchiques ;
- procéder à une analyse quantitative de la flore bactérienne ;
- utiliser les techniques les plus fiables possibles, même si elles sont invasives : lavage brocho-alvéolaire et brossage bronchique protégé.

Pour éviter la pullulation des bactéries commensales aux dépens du pneumo qui est une bactérie fragile, le prélèvement doit être acheminé rapidement au laboratoire.

Comme pour tout prélèvement bactériologique, il doit être réalisé avant la mise en route de l'antibiothérapie.

Examen cytobactériologique des crachats (ECBC)

La qualité du recueil est fondamentale : le matin au réveil, rinçage bucco-dentaire, après un effort de toux si besoin à l'aide d'un kiné. Examen bactériologique sans délai.

Examen direct : idéalement, ces crachats ont moins de 10 cellules épithéliales par champs et plus de 25 PNN.

Coloration de Gram : germes.

Mise en culture : on réalise des dilutions appropriées permettant un dénombrement des bactéries au-delà de $10^{e}5$ UFC/mL.

Interprétation de la culture : si et seulement si > 10^{7} bactéries/mL.

Pour obtenir un meilleur isolement des bactéries responsables de pneumopathies, on pourra réaliser une aspiration endotrachéale, un lavage broncho-alvéolaire (LBA) ou un brossage bronchique protégé (BBP).

Aspiration endo-trachéale

Chez un patient intubé, pas de fibroscopie, à l'aveugle ; il reste un risque important de contamination par la flore oro-pharyngée.

Examen direct et mise en culture. On ne prend en compte que les germes > $10^{e}5$/mL.

Lavage broncho-alvéolaire (LBA)

Prélèvement réalisé sous fibroscopie, avec un lavage bronchique de 50 mL et un lavage alvéolaire de 150 mL. L'analyse bactériologique se fait sur la partie alvéolaire, en principe, moins contaminée par la flore ORL supérieure.

Examen direct et mise culture en quantitative.

On note à l'examen direct le pourcentage de cellules possédant des germes intracellulaires, 2–5 % permet de prédire l'existence d'une pneumopathie bactérienne.

On ne prend en compte que les germes > 10^4/mL.

Brossage bronchique protégé (BBP)

Une brosse et son guide coulissent à l'intérieur d'un cathéter. Ce cathéter se trouve lui-même à l'intérieur d'un deuxième cathéter obturé par un bouchon. L'ensemble est glissé dans une petite bronche dans le territoire radiologiquement suspect. Le cathéter interne est alors poussé et la brosse sort de quelques centimètres pour réaliser le prélèvement bactériologique protégé. Ensuite, on réalise les manœuvres inverses.

On ne prend en compte que les germes > 10^3/mL.

25. Coproculture

Orientation diagnostique

Prélèvement

Échantillon de selles dans un récipient stérile.

Chez le nourrisson → écouvillonnage rectal.

Faire parvenir au laboratoire, surtout les échantillons muqueux, sanglants.

Si l'échantillon ne peut être analysé de suite, maintenir à 4 °C, pour éviter la prolifération de la flore commensale.

Aspect macroscopique

Un aspect mucopurulent ou sanglant indique un processus invasif.

Un aspect liquide, afécal révèle un processus toxinogène.

Examen microscopique

◗ État frais entre lame et lamelle

- Présence d'hématies ou de PN : processus invasif.
- Présence de parasites (amibes, *Giardia,* œufs d'helminthes).
- Présence de germes à mobilité particulière : vibrions, *Campylobacter.*

◗ Gram

- Appréciation quantitative de la flore.
- Déséquilibre avec flore monomorphe à bacille à Gram− : shigelles, vibrions cholériques.
- Germes à morphologie caractéristique : *Campylobacter.*

Mise en culture et recherches orientées

Recherche systématique de salmonelles et shigelles.

Recherche de rotavirus chez les nourrissons (agglutination, EIA).

Autres recherches en fonction du contexte clinique : âge, symptomatologie, voyages, prise d'antibiotiques, notion de TIA.

- En cas de diarrhée mucosanglante, rechercher : shigelles, salmonelles, *Campylobacter*, *Yersinia* (penser aux EIEC et EHEC).
- En cas de diarrhée post-antibiotique, rechercher : *Clostridium difficile*, surtout à l'hôpital, mais aussi en ville.
- En cas de diarrhée aqueuse sans fièvre avec notion de voyage en pays endémique, rechercher : *Vibrio choleræ*.
- En cas d'intoxication alimentaire collective (TIAC), selles et éventuellement aliments, rechercher : salmonelles, *Clostridium perfringens*, *Bacillus cereus*.

En pratique, on ne recherche que les germes pouvant justifier :

- d'un traitement antibiotique ou de mesures thérapeutiques particulières;
- d'isolement;
- de déclaration obligatoire (TIAC).

Utilisation de milieux sélectifs et de milieux d'enrichissement (salmonelles et vibrions).

Incubation en aérobiose ou micro-aérophilie (*Campylobacter*) : inhibition de l'ensemble des anaérobies stricts de la flore fécale.

Recherche de salmonelles et de shigelles (entérobactéries)

J1

Mueller Kaufmann (enrichissement pour salmonelles) et milieu sélectif d'isolement.

Milieu sélectif :

- les sels biliaires inhibent les Gram positifs;
- l'incubation à 37 °C en aérobiose inhibe les anaérobies;
- présence de lactose et d'un indicateur de pH : salmonelles et shigelles lactose négative : pas d'acidification, pas de virage de couleur de l'indicateur de pH;

- présence de thiosulfate de Na et citrate ferrique : détection des bactéries productrices d'H2S (précipité noir de sulfure de fer).

J2

Repérage des colonies lactose négatives et ensemencement du bouillon d'enrichissement sur milieu sélectif.

Shigelle : colonie lactose négative.

Salmonelle : colonie lactose négative et H2S +.

Identification biochimique des colonies lactose négatives (possible salmonelle ou shigelle).

J3 et J4

Repérage des colonies lactose négatives du deuxième ensemencement, lecture des identifications et réalisation des antibiogrammes si nécessaire.

Sérotypage des salmonelles ou shigelles identifiées.

Salmonelles : antigènes O (paroi), H (flagelles), Vi (capsule).

Permet de différentier les espèces de shigelles et les sérotypes de salmonelles (distinction entre salmonelles majeures et mineures).

Recherche des ECEP et ECEH (entérobactéries)

Repérage des *Escherichia coli* sur géloses : colonies lactose positives → agglutination avec des antisérums spécifiques des sérotypes entérovirulents → si positif : identification biochimique.

N'est plus fait en pratique courante.

Pas d'intérêt clinique, car pas de nécessité de traitement antibiotique.

Recherche uniquement dans le cadre d'une suspicion de SHU (Syndrome hémolytique et urémique).

Recherches orientées sur milieux sélectifs spéciaux

Recherche de *Campylobacter* (BG- oxydase +)

Milieu sélectif (antibiotiques).

Incubation en microaérophilie.

Examen direct à l'état frais : bacilles mobiles en «vol de mouette».

Gram : bacilles Gram négatif incurvés.

Identification biochimique : *Campylobacter coli, Campylobacter jejuni.*

Recherche de *Yersinia* (entérobactérie)

Yersinia pousse mieux à basse température que les autres entérobactéries.

Milieu sélectif (antibiotiques).

Incubation à température ambiante ou 30 °C.

Identification biochimique de l'espèce : *Yersinia enterocolitica, Yersinia pseudotuberculosis.*

Recherche des vibrions (BG- oxydase +)

Enrichissement et culture sur milieux sélectifs (Alcalin, hypersalé).

Examen direct à l'état frais : bacilles mobiles en «vol de mouette».

Gram : bacilles Gram négatif incurvés.

Identification biochimique et sérotypage.

Recherche de *Clostridium difficile* (BG+ anaérobie)

Germe pouvant faire partie de la flore fécale normale.

N'a d'intérêt que s'il est toxinogène.

Soit culture sur gélose sélective (antibiotiques) en anaérobiose, puis recherche de la production de toxine par le germe.

Soit recherche directe de la toxine dans les selles.

Méthodes de recherche de la toxine : ECP sur culture cellulaire ou méthodes immuno-enzymatiques.

PARTIE

Médicaments

26. Chimioprophylaxie anti-palustre

Traitement	Adulte	Enfant
Chloroquine (à partir d'1 semaine avant le départ jusqu'à 4 semaines après le retour)	300 mg par semaine en une prise[1]	5 mg/kg par semaine en 1 prise
Proguanil, toujours en association avec la chloroquine (à partir d'1 semaine avant le départ jusqu'à 4 semaines après le retour)	200 mg par jour en une ou 2 prises[2]	Environ 4 mg/kg par jour
Méfloquine (à partir de 2 semaines avant le départ jusqu'à 4 semaines après le retour)	250 mg par semaine en une prise[3]	< 3 mois ou < 5 kg : non recommandé selon l'OMS ≥ 3 mois ou ≥ 5 kg : 5 mg/kg par semaine en 1 prise
Doxycycline : (à partir de la veille du départ jusqu'à 4 semaines après le retour)	100 mg par jour en une prise[3]	< 8 ans : contre-indiqué ≥ 8 ans : 2 mg/kg par jour en une prise

[1] Traitement pour les pays de la zone 1. À noter, le Groupe d'étude scientifique de la médecine des voyages recommande pour les voyages dans les régions avec un risque élevé de *Plasmodium falciparum* la chloroquine à une dose de 100 mg par jour.

[2] Traitement pour les pays de la zone 2. À noter, l'Organisation mondiale de la santé recommande 3 mg de proguanil/kg par jour.

[3] Traitement pour les pays de la zone 3. À noter, l'Organisation mondiale de la santé recommande 1,5 mg de doxycycline/kg par jour.

Zones de résistance

Le traitement préventif du paludisme était l'administration de chloroquine (*Nivaquine*). Peu à peu, le parasite est devenu résistant à ce traitement dans certaines régions et de ce fait le traitement préventif a dû être modifié.

Zone 1

Les zones sans résistance à la chloroquine, où le *falciparum* est absent ou encore sensible à la chloroquine, sont :

- Amérique : Argentine, Belize, Brésil (côtes Est et Sud) Costa Rica, Guatemala, Haïti, Honduras, Mexique, Nicaragua, Paraguay (Est), Pérou (Nord), République dominicaine, Panama (Nord), Salvador;
- Asie : Chine du Nord et du Nord-Est;
- Moyen-Orient : Irak, Syrie, Turquie, Iran (sauf Sud-Est);
- Afrique : Égypte, Guinée, Mauritanie, île Maurice, Maroc.

Zone 2

Les zones à résistance modérée (à risque modéré), où le *falciparum* présente une résistance modérée à la chloroquine, sont :

- Amérique : Bolivie (Nord), Panama (Sud), Pérou (Est), Brésil (Centre), Équateur;
- Asie : Bhoutan, Inde, Indonésie (sauf Irian Jaya), Malaisie, Népal, Pakistan, Ceylan, Philippines, Sri Lanka;
- Moyen-Orient : Arabie Saoudite (Ouest), Iran (Sud-Est), Afghanistan, Yémen, Oman, Émirats arabes unis;
- Afrique : Afrique du Sud, Bénin, Botswana, Burkina Faso, Nord Cameroun, Côte-d'Ivoire, Gambie, Ghana, Guinée et Guinée-Bissau, Libéria, Madagascar, Mali, Namibie, Niger, Nigeria (Nord), Sénégal, Sierra Leone, Somalie, Tchad, Togo.

Zone 3

Les zones à résistance importante (à risque important), où le *falciparum* est résistant au traitement prophylactique à la chloroquine, sont :

• Amérique : Bolivie (Nord), Brésil (Nord-Ouest), Colombie, Équateur, Guyane, Guyane française, Panama (Sud et Est), Pérou (Est), Surinam, Venezuela ;

• Afrique : Arabie Saoudite (Sud-Ouest), Angola, Bénin, Botswana, Burundi, Sud Cameroun, Comores, Congo, Côte-d'Ivoire, Djibouti, Érythrée, Éthiopie, Gabon, Gambie, Ghana, Guinée Équatoriale, Guinée-Bissau, Kenya, Liberia, Malawi, Mayotte, Mozambique, Nigeria (Sud), Namibie, Ouganda, République centrafricaine, Rwanda, Sao Tomé et Principe, Sénégal, Sierra Leone, Somalie, Soudan, Swaziland, Tanzanie, Togo, Zaïre, Zambie, Zimbabwe ;

• Asie : Afghanistan, Bangladesh, Birmanie, Bhoutan, Cambodge, Chine du Sud, Laos, Malaisie, Myanmar (ex Birmanie), Pakistan, Philippines, Thaïlande, Timor-Oriental, Vietnam, Yémen ;

• Océanie : îles Salomon, Indonésie (Irian Jaya), Papouasie, Nouvelle-Guinée, Vanuatu.

27. Antibiothérapie

Principales formules d'antibiotiques

Bêta-lactamines

	Nom générique (DCI)	Nom de spécialité	Présentation
Pénicillines			
Groupe G	Pénicilline G	*Pénicilline*	IM, IV
	Pénicilline G – retard	*Extencilline*	IM
Groupe V	Pénicilline V	Oracilline	PO
Groupe A	Amoxicilline	*Clamoxyl*	PO, IM, IV
Groupe M	Oxacilline	*Bristopen*	PO, IM, IV
Carboxypénicilline	Ticarcilline	*Ticarpen*	IV
Uréidopénicilline	Pipéracilline	*Pipérilline*	IV
Avec inhibiteur de β-lactamase	Amoxicilline + acide clavulanique Pipéracilline + tazobactam	*Augmentin* *Azactam*	PO, IM, IV IV
Céphalosporines			
1re génération	Céfalotine Céfaclor	*Keflin* *Alfatil*	IM, IV PO
2e génération	Céfoxitine Céfuroxime-axetil Céfamandole	*Méfoxin* *Zinnat* *Kefandol*	IM, IV PO IM, IV
3e génération	Céfotaxime Ceftriaxone Ceftazidime	*Claforan* *Rocéphine* *Fortum*	IM, IV IM, IV IM, IV

3e génération évoluée	Céfépime Cefpirome	*Axepim* *Cefrom*	IM, IV IM, IV
Carbapénènes	Imipénème + cilastatine	*Tienam*	IM, IV
Monobactames	Aztréonam	*Azactam*	IM, IV

Aminosides

Nom générique (DCI)	Nom de spécialité	Présentation
Gentamicine	*Gentalline*	IM, IV
Nétilmicine	*Nétromicine*	IM, IV
Amikacine	*Amiklin*	IM, IV
Streptomycine	*Streptomycine*	IM, IV

Macrolides et apparentés

	Nom générique (DCI)	Nom de spécialité	Présentation
Macrolides	Érythromycine Josamycine	*Propiocine* *Érythrocine* *Josacine*	PO IV PO
Lincosamides	Clindamycine	*Dalacine*	PO, IM, IV
Synergistines	Pristinamycine	*Pyostacine*	PO

Tétracyclines

	Nom générique (DCI)	Nom de spécialité	Présentation
1re génération	Tétracycline	*Tétracycline*	PO
2e génération	Doxycycline	*Vibramycine* *Vibraveineuse*	PO IV

Quinolones

	Nom générique (DCI)	Nom de spécialité	Présentation
1re génération	Acide nalidixique Acide pipémidique	*Négram* *Pipram*	PO PO
Fluoroquinolones	Péfloxacine Norfloxacine Ofloxacine Ciprofloxacine	*Péflacine* *Noroxine* *Oflocet* *Ciflox*	PO, IV PO PO, IV PO, IV

Autres antibiotiques

	Nom générique (DCI)	Nom de spécialité	Présentation
Glycopeptides	Vancomycine	*Vancocine*	IV
Imidazoles	Métronidazole	*Flagyl*	PO
Nitrofuranes	Nifuroxazide	*Ercefuryl*	PO, IM, IV
Phénicolés	Chloramphénicol	*Tifomycine*	PO
Polypeptides	Colistine	*Colimycine*	PO
Rifamycines	Rifampicine	*Rifadine*	PO, IV
Sulfamides	Cotrimoxazole	*Bactrim*	PO, IM, IV
Divers	Fosfomycine Acide fucidique	*Fosfocine* *Fucidine*	IV IV, PO

Mécanismes d'action des antibiotiques

Antibiotiques inhibant la synthèse de la paroi bactérienne

Rappel : comparaison de la paroi des bactéries à Gram positif et à Gram négatif

Les bactéries à Gram positif ont une paroi épaisse et ne possèdent pas de membrane externe. Cette paroi est épaisse car le peptidoglycane (PG) est plus épais. Ce PG est synthétisé grâce aux PLP (Protéines liant les pénicillines).

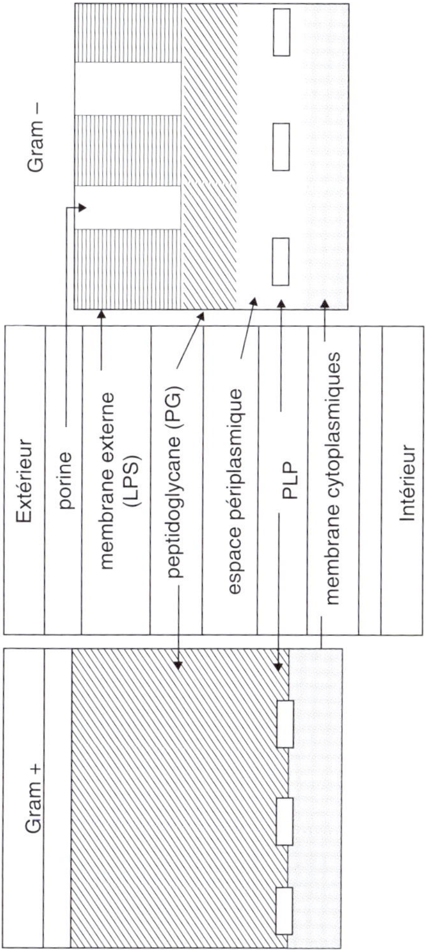

Figure 2. Comparaison de la paroi des bactéries à Gram + ou Gram –.

Les bactéries à Gram négatif ont une paroi plus fine (PG plus fin) mais en contre-partie, possèdent une membrane externe, dont le constituant principal est le LPS, qui laisse passer les molécules par des trous appelés porines.

Bêta-lactamines

Mécanisme d'action :

• passage à travers la paroi bactérienne (par les porines pour les bactéries à Gram –);

• fixation aux protéines de liaison aux pénicillines → inhibition de la synthèse du peptidoglycane.

Autres

Glycopeptides (vancomycine).

Antibiotiques inhibant la synthèse protéique

Aminosides

Mécanisme d'action :

• passage à travers la paroi bactérienne;

• fixation au niveau des ribosomes → anomalie de la synthèse des protéines.

Autres

Macrolides, tétracycline, chloramphénicol.

Antibiotiques inhibant la synthèse des acides nucléiques

Quinolones

Mécanisme d'action :

• passage à travers la paroi bactérienne;

• fixation sur l'enzyme permettant l'enroulement de l'ADN → perturbation de la synthèse de l'ADN.

Rifampicine

Inhibition de la synthèse des ARN.

Autres

Sulfamides, nitroimidazolés (exemple : le métronidazole).

Mécanismes de résistance aux antibiotiques

Imperméabilité

Résistance aux bêta-lactamines des bacilles à Gram– par altération des porines.

Efflux

Les mécanismes d'efflux sont des mécanismes de transport membranaire qui jouent un rôle essentiel dans la physiologie bactérienne.

Inactivation enzymatique

Certaines bactéries synthétisent des enzymes (bêta-lactamases) capables d'hydrolyser les bêta-lactamines. Ces enzymes sont situées dans l'espace périplasmique de la paroi des bacilles à Gram négatif et à l'extérieur de la paroi chez les *Staphylococcus aureus* résistant à la pénicilline G.

Modification de la cible

La diminution de l'affinité des PLP (Protéines liant la pénicilline) pour les bêta-lactamines est responsable chez *Staphylococcus aureus* de la résistance à la méticilline et chez *Streptococcus pneumoniæ* de la diminution de sensibilité aux bêta-lactamines.

Spectre clinique des antibiotiques : classement des bactéries

(Dans le résumé des caractéristiques du produit.)

Le Résumé des caractéristiques du produit (RCP) est le document officiel établi au moment de l'Autorisation de mise sur le marché (AMM) par le ministère de la Santé; il doit obligatoirement figurer sur tous les documents consacrés à cet antibiotique. Il comprend notamment la classification des espèces bactériennes en fonction de leur comportement vis-à-vis du produit. Le but de ce classement est de permettre au clinicien de connaître les indications bactériologiques précises de l'antibiotique proposé, son activité et ses limites, sachant que ces données doivent être régulièrement réactualisées.

On établit ainsi un spectre clinique de l'antibiotique qui prend en compte les éléments suivants :

- concentrations critiques proposées par le CA/SFM (Comité Français de la Société Française de microbiologie);
- données pharmacocinétiques;
- spectre naturel de l'antibiotique;

- Concentrations minimales inhibitrices (CMI) modales, écarts des CMI, CMI 50 % et 90 % ;
- résultats cliniques.

La liste des espèces bactériennes entrant dans le spectre clinique de l'antibiotique se limite aux seules espèces vis-à-vis desquelles l'activité clinique du produit a été démontrée ; ainsi, les tétracyclines et les céphalosporines de première génération ne comportent pas dans leur spectre clinique les méningocoques ou *S. typhi*, par ailleurs sensibles *in vitro*.

Afin de faciliter le classement des espèces, quatre catégories sont maintenant proposées : les espèces habituellement sensibles, les espèces modérément sensibles ou de sensibilité intermédiaire, les espèces inconstamment sensibles et les espèces résistantes.

Espèces habituellement sensibles

Il s'agit d'espèces appartenant au spectre naturel de l'antibiotique et parmi lesquelles le pourcentage de souches ayant une résistance acquise ne dépasse pas 10 %. En conséquence, le médecin peut utiliser cet antibiotique pour traiter une infection avec le maximum de sécurité ; devant une infection peu sévère, la pratique systématique d'un antibiogramme n'apparaît ainsi pas nécessaire.

Espèces modérément sensibles ou de sensibilité intermédiaire

Les bactéries appartenant à cette nouvelle catégorie étaient précédemment incluses dans la catégorie des espèces « inconstamment sensibles », dont elles diffèrent fondamentalement. Il s'agit ici d'espèces naturellement peu sensibles à l'antibiotique, mais ne possédant pas de résistances acquises ; la majeure partie de la population est comprise entre les concentrations critiques haute et basse. Un exemple en est les macrolides et *Hæmophilus influenzæ*. Ceci se traduit par des CMI 50 % supérieures ou égales à la concentration critique basse et par des CMI 90 % inférieures ou égales à la concentration critique haute. Pour traiter une infection due à ces bactéries, il faut alors utiliser de fortes doses de l'antibiotique (lorsque cela est possible) ou être en présence d'une infection siégeant en un lieu où la concentration de l'antibiotique est particulièrement élevée (urines, bile, etc.). L'antibiogramme est également inutile pour ce type de bactéries.

Espèces inconstamment sensibles

Il s'agit d'espèces comprises dans le spectre naturel de l'antibiotique, mais pour lesquelles la fréquence de la résistance acquise dépasse 10 %. Les CMI 50 % demeurent inférieures ou égales à la concentration critique basse, mais les CMI 90 % sont supérieures ou égales à la concentration critique haute. Il s'agit donc ici d'espèces tout à fait différentes des précédentes, car les souches qui lui appartiennent peuvent être pleinement sensibles ou hautement résistantes.

☛ *Pour traiter une infection due à une souche appartenant à une espèce comprise dans ce groupe, l'antibiogramme est indispensable car la sensibilité est imprévisible et le risque d'échec dû à un traitement présomptif est inacceptable.*

Espèces résistantes

Plus de 50 % des souches bactériennes appartenant à une espèce donnée sont résistantes à l'antibiotique. Il s'agit d'une catégorie hétéroclite qui comprend trois groupes de bactéries :

- le premier groupe est constitué par toutes les espèces naturellement résistantes à l'antibiotique, non comprises dans son spectre (ex : colistine et *Staphylococcus aureus*);
- le deuxième groupe est constitué par des bactéries comprises dans le spectre initial de l'antibiotique, mais vis-à-vis desquelles le pourcentage de résistance (> 50 %) est tel que cet antibiotique ne peut plus avoir d'indication dans le traitement d'une infection due à cette bactérie : c'est le cas de la pénicilline G vis-à-vis de *Staphylococcus aureus*;
- le troisième groupe est constitué de bactéries, qui, bien que sensibles *in vitro*, ne le sont pas *in vivo* : c'est le cas des *Listeria monocytogenes* vis-à-vis de nouvelles fluoroquinolones.

Ce dernier groupe montre bien la différence qui existe entre le spectre naturel et le spectre clinique d'un antibiotique.

☛ *Conclusion : le spectre antibactérien d'un antibiotique comprend les espèces bactériennes qui y étaient initialement sensibles : c'est une première dimension invariable, la « largeur » du spectre.*

28. Antirétroviraux : les inhibiteurs de la transcriptase inverse

Les antirétroviraux sont des molécules de synthèses de différentes natures chimiques regroupées en trois grandes classes selon leur mode d'action : deux classes d'inhibiteurs de la transcriptase inverse et une classe d'inhibiteurs de protéase. Une quatrième classe d'inhibiteurs de la fusion est actuellement en cours de développement.

L'AZT ou zidovudine (*Rétrovir*), qui fut en 1987 le premier médicament efficace dans le traitement du sida, appartient à la classe des Inhibiteurs nucléosidiques de la transcriptase inverse (INTI).

Mécanisme d'action

Il n'existe pas de traitement curatif du sida. Les médicaments anti-VIH ralentissent l'évolution de la maladie en agissant notamment sur le processus de réplication virale. Ils améliorent la qualité et l'espérance de vie des patients, augmentant la survie en retardant l'apparition des infections opportunistes.

Ils ont pour cibles principales deux enzymes clés de cette réplication : la transcriptase inverse et la protéase.

L'AZT triphosphate entre en compétition avec le site actif de la transcriptase inverse et bloque l'élongation du génome viral ADN.

On observe donc un blocage de l'infection de la cellule par le virus mais l'activité des cellules de l'organisme est préservée. De par son mode d'action (blocage de l'infection des cellules), l'AZT empêche donc l'infection de nouvelles cellules mais est sans effet sur le réservoir de virus déjà intégrés.

Les autres INTI ont un fonctionnement similaire. Il s'agit par exemple du ddI ou didanosine (*Videx*) et du 3TC ou lamivudine (*Épivir*).

Principales molécules

Il existe 6 INTI commercialisés à ce jour. Un inhibiteur nucléotidique de mode d'action analogue, le ténofovir (*Viread*), a été aussi développé.

Ces médicaments sont actifs sur les deux types de virus VIH 1 (le plus répandu) et VIH 2 (virus de sérotype et génotype différent, isolé initialement en Afrique).

- Zidovudine AZT (*Rétrovir*).
- Didanosine ddI (*Videx*).
- Zalcitabine ddC (*Hivid*).
- Stavudine D4T (*Zerit*).
- Lamivudine 3TC (*Épivir*).
- Abacavir ABC (*Ziagen*).

Posologie

- Zidovudine AZT (*Rétrovir*) : 500 mg/j en 2 à 3 prises.
- Didanosine ddI (*Videx*) : 250 mg si poids < 60 Kg ; 400 mg si poids > 60 Kg en 1 prise à jeun impérativement.
- Zalcitabine ddC (*Hivid*) : 2250 mg/j si poids > 45Kg en 3 prises. Réduit de moitié si poids entre 35 et 45 Kg.
- Stavudine D4T (*Zerit*) : 60 mg/j si poids < 60 Kg ; 80 mg/j si poids > 60 Kg en 2 prises.
- Lamivudine 3TC(*Épivir*) : 300 mg/j en 2 prises.
- Abacavir ABC (*Ziagen*) : 600 mg/j en 2 prises.

Effets indésirables

- Zidovudine AZT (*Rétrovir*) : anémie, neutropénie, myalgies, pigmentation unguéale.
- Didanosine ddI (*Videx*) : neuropathies, pancréatites, diarrhées, nausées, vomissements.
- Zalcitabine ddC (*Hivid*) : neuropathies, pancréatites, ulcérations buccales, troubles digestifs.
- Stavudine D4T (*Zerit*) : neurotoxicité, hépatotoxicité, nausées, diarrhée.

- Lamivudine 3TC (*Épivir*) : en association avec AZT, anémie, leucopénie, troubles digestifs.
- Abacavir ABC (*Ziagen*) : allergies graves chez 5 % des patients.

Les Inhibiteurs non nucléosidiques de la transcriptase inverse (INNTI)

Les Inhibiteurs non nucléosidiques de la transcriptase inverse (INNTI) se fixent sur des résidus amino-acides de l'enzyme, à proximité du site catalytique dont ils modifient la structure, ce qui rend l'enzyme inactive. Ils sont spécifiques de la transcriptase inverse du VIH 1 et donc inactifs sur le VIH 2.

L'action sur le cours de l'infection est la même que celle des INTI. Il s'agit des molécules suivantes : névirapine (*Viramune*), delavirdine (*Rescriptor*) et efavirenz (*Sustiva*).

29. Antiprotéases ou inhibiteurs de protéases

Mécanisme d'action

Il n'existe pas de traitement curatif du sida. Les médicaments anti-VIH ralentissent l'évolution de la maladie en agissant sur le processus de réplication virale et améliorent la qualité et l'espérance de vie des patients.

Ils ont pour cible deux enzymes clés de cette réplication : la transcriptase inverse et la protéase.

Les antiprotéases agissent sur la réplication du virus dans les cellules infectées et sur les lymphocytes CD4 activés produisant du virus.

Les inhibiteurs de la protéase virale (antiprotéases) comme le saquinavir (*Invirase*) sont des molécules qui ciblent une étape du cycle viral.

Développés par génie biochimique à partir de la structure tridimensionnelle de la protéase du VIH, le saquinavir s'insère au site catalytique, à l'interface entre les deux sous-unités du dimère qui constitue l'enzyme, et bloque son activité protéolytique de façon sélective et réversible. Son activité sur les protéases humaines analogues est environ 50 000 fois plus faible. En présence d'antiprotéase, la maturation des précurseurs des protéines constitutives de la particule virale est donc impossible, ce qui bloque la formation des particules virales ou engendre des particules incomplètes et non infectieuses. Leur action se situe en aval de celle des inhibiteurs de transcriptase inverse.

Principales molécules

Il existe 6 antiprotéases commercialisées à ce jour :

- Saquinavir (*Invirase*).
- Fosamprénavir (*Telzir*).
- Indinavir (*Crivixan*).

- Nelfinavir (*Viracept*).
- Ritonavir (*Norvir*).
- Lopinavir et Ritonavir (*Kaletra*).

Posologie

- Saquinavir : 2000 mg + 200 mg Ritonavir en 2 prises.
- Fosamprénavir : 1400 mg + 200 mg Ritonavir en 2 prises.
- Indinavir : 1200 à 1600 mg + 200 mg Ritonavir en 2 prises.
- Nelfinavir : 2500 mg en 2 prises.
- Ritonavir : administré comme potentialisateur pharmacocinétique, par exemple avec *Kaletra*, 800 mg + 200 mg en 2 prises.
- Lopinavir et Ritonavir : 800 mg + 200 mg en 2 prises.

Effets indésirables

- Saquinavir : nausées, diarrhées.
- Fosamprénavir : troubles digestifs, éruptions cutanées.
- Indinavir : lithiase rénale, anémie hémolytique, atteintes cutanées.
- Nelfinavir : troubles digestifs, éruptions cutanées.
- Ritonavir (*Norvir*) : troubles du SNC (altérations du goût, paresthésie péribuccale, neuropathies sensitives périphériques, céphalées), troubles digestifs.
- Lopinavir et Ritonavir (*Kaletra*) : troubles digestifs, diarrhées, diabète.

30. Inhibiteurs de la fusion

De nouveaux médicaments qui visent à bloquer une nouvelle étape du cycle viral en empêchant la pénétration du virus dans la cellule sont actuellement en cours de développement. Il s'agit entre autres des inhibiteurs de fusion.

Une molécule est en phase finale de développement : le T20 (pentafuside). Il s'agit d'un polypeptide de 36 acides aminés qui se fixe sur la gp41 et bloque son activité fusiogène. Le T20 est spécifique du VIH 1. Il existe d'autres inhibiteurs de fusion en cours de développement ainsi que des molécules bloquant d'autres étapes de la pénétration du virus dans la cellule.

Les antirétroviraux sont le plus souvent administrés par voie orale sauf le T20 dont la nature polypeptidique oblige l'injection sous cutanée (comme l'insuline, le T20 serait détruit par les enzymes digestives).

408048 - (2) - (3,5) - OSB 100° - PMS 513

Elsevier Masson SAS. 62, rue Camille-Desmoulins, 92442 Issy-les-Moulineaux cedex
Dépôt légal : mars 2009

Photocomposition : SPI Publishers Services, Pondichéry, Inde

Imprimé en Chine